Buchreihe der
Stiftung Ökologie & Landbau,
Bad Dürkheim

Anne Calatin (Hrsg.)
unter Mitarbeit von
Klaus-Dietrich Runow

Ernährung und Psyche

Erkenntnisse der Klinischen Ökologie und der Orthomolekularen Psychiatrie

Mit Übersetzungen aus dem Englischen von
Brian Jefferies

6., durchgesehene Auflage

C. F. Müller Verlag, Heidelberg

Alle in diesem Buch enthaltenen Angaben, Daten, Ergebnisse usw. wurden von den Autoren nach bestem Wissen erstellt und von ihnen sowie der Stiftung Ökologie & Landbau mit größtmöglicher Sorgfalt überprüft. Dennoch sind inhaltliche Fehler nicht völlig auszuschließen. Daher erfolgen die Angaben usw. ohne jegliche Verpflichtung oder Garantie des Verlags oder der Autoren. Beide übernehmen deshalb keinerlei Verantwortung und Haftung für etwa vorhandene inhaltliche Unrichtigkeiten.

Die Deutsche Bibliothek - CIP-Einheitsaufnahme

Ernährung und Psyche : Erkenntnisse der klinischen Ökologie und der orthomolekularen Psychiatrie / [Stiftung Ökologie und Landbau]. Anne Calatin (Hrsg.). Unter Mitarb. von Klaus-Dietrich Runow. Mit Übers. aus dem Engl. von Brian Jefferies. - 6. Aufl. - Heidelberg : Müller, 1995
(Alternative Konzepte ; 43)
ISBN 3-7880-9878-3
NE: Calatin, Anne [Hrsg.]; Stiftung Ökologie und Landbau; GT

 06 95 2
Weinstraße Süd 51, D-67098 Bad Dürkheim,
Postfach 15 16, D-67089 Bad Dürkheim,
und C. F. Müller Verlag GmbH, D-69121 Heidelberg

6., durchgesehene Auflage 1995

Titelgrafik: Johannes Nawrath, Hamburg

Gesamtherstellung: Rohr Druck GmbH, D-67657 Kaiserslautern

ISBN 3-7880-9878-3

Inhaltsverzeichnis

Vorwort der Stiftung 7
Dagi Kieffer, Bad Dürkheim

Einleitung 11
Dr. Anne Calatin, Düren

Referate:

Spurenelemente und Histamin bei Geisteskrankheiten 21
Carl C. Pfeiffer, Ph. D., M. D., Princeton

Orthomolekulare Psychiatrie
im North Nassau Mental Health Center 37
Mollie Starr Shriftman, Ph. D. Manhasset

Individuelle Nährstoff-Therapie 49
Dr. Roman Lietha, Rapperswil

Chemische Umweltverseuchung — Psychische Erkrankungen . . . 59
Dr. John Lester, London

Diskussion 69
Leitung: Professor Dr. Dr. Heinrich Schipperges, Heidelberg

Schlußwort 85
Dr. Anne Calatin, Düren

Teilnehmer und Referenten 91

Erläuterungen 93

Auswahl an Literatur 99

Adressen 102

Publikationen in der Schriftenreihe
„Alternative Konzepte“ 105

Vorwort der Stiftung

Dagi Kieffer

Die Georg Michael Pfaff Gedächtnisstiftung, die 1962 gegründet wurde, engagiert sich für Alternativen zu den Auswüchsen technischen Fortschritts, die die Lebensbasis von Pflanze, Tier und Mensch zunehmend gefährden.
Zusammen mit den beiden kleinen Tochterstiftungen für mittlere Technologie und ökologischen Landbau organisiert sie wissenschaftliche Rundgespräche zu besonders aktuellen Themen, die von der etablierten Wissenschaft zu wenig oder zu spät berücksichtigt werden. Die beiden letzten Rundgespräche waren den Ursachen des Waldsterbens gewidmet. Andere Themen von Rundgesprächen und Publikationen waren u. a.: Die Auswirkung der Denaturierung von Nahrungsmitteln (z. B. isolierte Kohlenhydrate) auf die menschliche Gesundheit; die Vernichtung von Biotopen durch moderne Landbaumethoden; ihre zerstörende Auswirkung auf die primäre Existenzbasis von Pflanze, Tier und Mensch, den Humus; die Auswirkungen der Anwendung von Agrarchemikalien in der dritten Welt und der Rückfluß von Giften durch Importe von Genußmitteln und Nahrungsmitteln (Kaffee, Tee, Kakao, Tabak, Zucker, Futtermittel usw.) in die Industrieländer. Die Schädigung des biochemischen Gleichgewichts und der Proteosynthese in den Nahrungspflanzen durch die Anwendung von synthetischen Düngemitteln (Chaboussou) und die verheerende Auswirkung dieser Tatsache auf die Gesundheit der Nutztiere (Hahn und Aehnelt, Gottschewsky u. a.).
Die Auswirkungen auf den Menschen, der am Ende der Nahrungskette steht, haben bisher wenig Beachtung gefunden. Unser 13. Rundgespräch, über das in diesem Buch berichtet wird, hat uns in Verbindung gebracht mit einer Wissenschaft, die dieser logischen Schlußfolgerung Beachtung schenkt.
Warum wurden die Erkenntnisse der Orthomolekularen Psychiatrie und der Klinischen Ökologie in unserem Land nicht bekanntgegeben? Warum machte man nicht wenigstens einen Versuch mit diesen unschädlichen Methoden der Diagnose und Therapie? Stehen dem zu viele und potente wirtschaftliche Interessen im Wege? Welchen Stellenwert haben Gesundheit und Glück der Menschen für die Gesamtvolkswirtschaft?
Weil wir durch die Krankheit unserer Tochter auf diesen Weg und schließlich zu dieser Tagung gekommen sind, möchte ich über die Entwicklung

ihrer Krankheit kurz in Stichworten berichten:
1970 war Angelika 16 Jahre alt. Das war die Zeit der anti-autoritären Welle. Angelika hatte Probleme mit sich, mit ihren Eltern, mit ihrer sehr aufsässigen Schulklasse. Sie begann zu rauchen. Sie war sehr sensibel und intelligent, machte das Abitur mühelos, kam dann zum Studium nach Heidelberg, hatte Probleme mit dem Alleinsein und dem abstrakten Studium, Kontaktprobleme, rauchte viel, trank viel Pulverkaffee, vernachlässigte Schlaf, Ernährung und Bewegung, erlebte Enttäuschungen, eine unglückliche Liebe.
Sie suchte Hilfe bei Therapiegruppen, Gestalttherapie, Urschrei-Therapie, konnte das nicht verkraften, sprach erstmals von Selbstmordgedanken. Wurde deshalb von der sog. Therapeutin in die Psychiatrische Klinik gebracht, in die geschlossene Abteilung zusammen mit schwer geistig Kranken. Sie hatte Angst, schrie, wie sie es gelernt hatte, wurde ruhig gestellt. Und damit begann das Medikamenten-Karussel, ein teuflischer Kreislauf, wie wir es sehen.
Es begann mit Lyogen und Lexotanil. Sie wurde abhängig. Initiative, Willenskraft und Konzentration nahmen mehr und mehr ab. Sie schwankte zwischen Verzweiflung und Hoffnung, ihr Verhalten zwischen Apathie und Aggression. Besuche zu Hause brachten keine Hilfe. Nach mehreren demonstrativen Selbstmordversuchen und quälenden, oft anfallsartigen Verhaltensänderungen folgten immer wieder die geschlossene Abteilung und noch mehr Medikamente. Einen dieser Zwischenfälle will ich kurz beschreiben: Nach zweiwöchigem Aufenthalt zu Hause hatte sie zwei Tage gefastet. Am zweiten Tag waren keine Zigaretten mehr da. Sie war an diesem Tag ohne Zigaretten sehr umgänglich und gesprächsbereit. Am Abend fand sie eine Schachtel und rauchte hastig zwei Zigaretten. Unmittelbar danach erlitt sie einen langanhaltenden Schreikrampf, dem sie machtlos ausgeliefert war.
Wir hatten zuvor schon oft spontan auftretende Verhaltensveränderungen und Aggressionen unmittelbar nach dem Rauchen festgestellt.
In vier Jahren war sie in sechs verschiedenen Kliniken mit sechs verschiedenen Diagnosen: Depression, Verhaltensstörung, Hysterie, iatrogene Verhaltensstörung, maligne Hysterie, schließlich Schizophrenie. Sie konnte nun weder arbeiten noch lesen, tat nichts als rauchen, Kaffee trinken, herumsitzen und liegen. Wir fanden nach langer Wartezeit Aufnahme in der anthroposophischen Friedrich-Husemann-Klinik in Buchenbach – gegen ihren Willen.
Die bisherigen Medikamente wurden allmählich reduziert, nach vier Monaten konnte sie täglich etwa fünf Stunden arbeiten in Garten und

Haus, Weberei und Töpferei, konnte wieder lesen und Briefe schreiben, war im Wesen verändert. Ein starker physischer Streß brachte einen schweren Rückschlag: Ein Abszeß an einem ihrer sehr schlechten Zähne mit Entzündung und starker Schwellung, danach Wurzelbehandlung und Ausschleifen mehrerer Amalgamfüllungen. Zugleich schwere Depression mit wochenlanger Nahrungsverweigerung bei gleichzeitigem Rauchen und Kaffee trinken, wieder aggressives Verhalten, Verlegung in die kleine geschlossene Abteilung mit Schwerkranken. Sie verkraftete das nicht und provozierte durch extrem schlechtes Verhalten die Entlassung, die sie auch wünschte. (Heute werden in der Friedrich-Husemann-Klinik neben den bewährten anthroposophischen Heilmethoden auch die Anregungen der Orthomolekularen Medizin aufgegriffen, und es wird daran weitergearbeitet.)
In sehr schlechtem Zustand kam sie in eine andere psychiatrische Klinik; dort wurde sie wieder mit Psychopharmaka, u. a. Haldol-Depot, behandelt. Langsame äußere Stabilisierung, aber bleibende Unfähigkeit, etwas zu tun, trotz intensiver und liebevoller Bemühungen einer Bezugsperson in der Stadt. Zunehmende physische und nervliche Schwäche, immer stärkere Kaffee- und Zigarettensucht, oft auch Süßigkeitensucht. Sie akzeptiert schließlich die Einnahme von Zink und Vitamin B6, das ihr Dr. Lietha verschrieben hatte, vier Wochen lang. Dabei nimmt die geistige Regsamkeit zu, aber auch das quälende Bewußtsein ihrer verzweifelten Situation.
Dieser Spannung war sie schließlich nicht mehr gewachsen. Anläßlich eines Klinikurlaubs unternahm sie ihren neunten - und diesmal erfolgreichen - Selbstmordversuch.
Die engagierte und geduldige Hilfeleistung aller Ärzte und Schwestern in vielen Kliniken - für die wir von Herzen dankbar sind - konnte sie nicht am Leben erhalten.
So bleibt nur der Versuch, anderen in ähnlicher Situation, besonders psychisch kranken Jugendlichen, andere Wege möglicher Hilfe aufzuzeigen, wobei uns bewußt ist, daß diese auch nicht in jedem Fall Hilfe bringen können. Das kleine Vermögen unserer Tochter soll als Angelika-Kieffer-Fonds im Rahmen der Georg Michael Pfaff Gedächtnisstiftung u. a. dazu dienen, die Erkenntnisse der Orthomolekularen Psychiatrie und der Klinischen Ökologie auch in unserem Lande bekanntzumachen. Das 13. Kaiserslauterer Rundgespräch, das dem hier vorgelegten Buch der Schriftenreihe „Alternative Konzepte" zugrunde liegt, war ein erster Anfang in dieser Richtung.

Einleitung

ANNE CALATIN

Eine geistig-seelische Erkrankung hindert den Patienten mehr oder weniger daran, sich „normal" mit sich selbst, seiner Umwelt und seinen Mitmenschen auseinanderzusetzen. Sie bedingt oft Änderungen der Stimmungslage, die bei Depressionen und Angstzuständen ausgesprochen qualvoll sein können, sie verzerrt die Wahrnehmung und hemmt die intellektuellen Funktionen. Das Verhalten kann so stark gestört sein, daß der Leidende zur Gefahr für sich selbst und seine Umgebung wird.

Seit der zweiten Hälfte des 19. Jahrhunderts beschäftigte sich die neuentwickelte Seelenheilkunde mit ihren verschiedenen Richtungen der Psychiatrie und Psychologie wissenschaftlich mit den Eigengesetzlichkeiten der Psyche und versuchte sie zu formulieren und analog der Körpermedizin zu katalogisieren.

Wie unsicher diese Kategorien noch heute sind und wie wenig objektivierbar, möge die „Rosenhan-Studie" an der Stanford University/Kalifornien von 1973 anekdotisch beleuchten:

Dr. L. Rosenhan, Professor der Rechte und der Psychologie, und sieben seiner Kollegen (darunter drei Psychologen und ein Psychiater) ließen sich unter Simulierung einer psychischen Erkrankung in zwölf Kliniken aufnehmen, indem sie angaben, „Stimmen zu hören". Sonst verhielten sie sich völlig normal und beantworteten alle Fragen wahrheitsgemäß. Die Ärzte erkannten durchweg nicht, daß sie es mit „Normalen" zu tun hatten, jedoch einige der regulären psychiatrischen Patienten schöpften Verdacht, als sich die Pseudopatienten dauernd Notizen machten, und errieten den wirklichen Sachverhalt, während das Pflegepersonal das Notizenmachen als „krankhaften Schreibzwang" verbuchte. Keiner wurde geheilt entlassen, alle mit dem Etikett „Schizophrenie in Remission", gegründet allein auf die einmalige Aussage über das Stimmenhören. Als das Resultat der Versuchsreihe bekannt wurde, machte Dr. Rosenhan die Gegenprobe: Er informierte eine renommierte Klinik, die bei der ersten Versuchsreihe ein Opfer der Täuschung geworden war, daß innerhalb der nächsten drei Monate wiederum Pseudopatienten in unbestimmter Zahl um Aufnahme bitten würden. Daraufhin prüften die Ärzte jeden der 193 in diesem Zeitraum aufgenommenen Patienten besonders genau. Das verblüffende Resultat: 41 neue Patienten (d. h. 21 %) wurden als wahrscheinliche Pseudopatienten eingestuft. In Wirklichkeit war kein einziger darunter!

Gibt es objektive Kriterien für geistig-seelische Erkrankungen, außer dem Verhalten des Patienten? Das aber kann, wie das Beispiel zeigt, zumindest Psychiatern gegenüber glaubhaft simuliert werden!
Gibt es körperliche Ursachen psychischer Krankheiten, und gibt es kausale Therapie?
Unter den Schizophrenien werden einige Formen anerkanntermaßen durch Stoffwechselstörungen ausgelöst: Schwere Schilddrüsenunterfunktion kann Symptome der Schizophrenie hervorrufen; diese verschwinden bei Behandlung mit Thyroxin.
Andererseits kann die Psychoanalyse bei echten psychischen Erkrankungen die Ursache in der Biographie des Patienten finden und behandeln. Doch vor den – weit häufigeren – „endogenen" Psychosen, Depressionen und „unerklärlichen" Persönlichkeitsstörungen kapituliert die Psychiatrie; auch Psychoanalyse und Psychosomatik stoßen hier an ihre Grenzen. Es gibt für sie in der konventionellen Medizin keine kausale Therapie, weil die causa unbekannt ist; lediglich die Symptome sind durch Psychopharmaka zu kontrollieren, mit mehr oder weniger schweren Nebenwirkungen und Spätfolgen.
Mit den nachweisbar organischen Ursachen dieser psychischen Erkrankungen setzen sich seit einiger Zeit zwei Richtungen der Medizin auseinander: die *Orthomolekulare Psychiatrie* und die *Klinische Ökologie.* Beide entstanden in den USA, Kanada und England und verbreiteten sich zunächst in den englischsprechenden Ländern. Vertreter beider Richtungen nahmen am 13. Kaiserslauterer Gespräch als Referenten teil.
Die Geschichte der *Orthomolekularen Psychiatrie* beginnt mit der Entschlüsselung der Pellagra als Vitaminmangelkrankheit. Sie entsteht durch einseitige, fast ausschließliche Ernährung mit Mais und war früher in Norditalien, Ägypten und den Südstaaten der USA weit verbreitet, vor allem unter der ärmeren Bevölkerung. Der Name kommt von „pelle agra", „kranke Haut". Typisch sind entzündliche, stark pigmentierte Hautveränderungen, besonders an den der Sonne ausgesetzten Körperstellen, tiefrote, rissige Zunge, Verdauungsstörungen, Lähmungen und psychische Symptome: Depressionen und Delirien, bis zur Demenz. Elvehjem isolierte 1937 den „Pellagra-Schutzfaktor", nämlich Nikotinsäure (Niacin, Vitamin B3) aus Leberextrakt. Damit konnte man nicht nur die körperlichen, sondern zugleich die psychischen Symptome des Pellagra heilen. Seit in den USA Niacin dem weißen Auszugsmehl zugesetzt wird, ist diese Mangelkrankheit folglich fast nirgends mehr zu finden.
Die beiden kanadischen Psychiater Osmond und Hoffer fanden große Ähnlichkeit zwischen den psychischen Symptomen der Pellagra und den

Delirien in bestimmten Psychosen. Sie vermuteten, daß Schizophrene möglicherweise einen übernormalen Niacin-Bedarf hätten, und behandelten ihre Patienten mit hohen Dosen (bis zu 3 Gramm täglich) von Niacin und Vitamin C. Sie berichteten von dramatischen Erfolgen, die allerdings nicht unwidersprochen blieben. Es entstand die „Megavitamin-Therapie", über die Dr. Lietha in seinem Referat unter anderem berichtet.
Im Laufe der Zeit wurden alle die Substanzen in die Therapie einbezogen, die sich als „essentiell" für die körperliche und geistige Gesundheit erwiesen hatten, vor allem die Mineralien und Spurenelemente. (Gerade an „essentiellen" Spurenelementen verarmt in den Industrieländern infolge der chemischen Düngung der Boden und damit unsere Nahrung immer mehr.)
Dr. Carl Pfeiffer, einer der vier Referenten, hat auf diesem Gebiet Pionierarbeit geleistet. Er und seine Mitarbeiter entdeckten, daß bei etwa einem Drittel der schizophrenen Patienten im Urin der sogenannte „mauve factor", das Kryptopyrrol, ausgeschieden wird. Dies ist eine Verbindung aus Pyrrol, einem Baustein des Blutfarbstoffs Hämoglobin, und Vitamin B6 (Pyridoxalphosphat) mit Zink. Die Ursache scheint eine (vielleicht erbliche) Störung der Hämoglobinsynthese zu sein. Deshalb sind diese Patienten meist wachsbleich. Der Körper verarmt an Vitamin B6 und Zink, die beide für den Ablauf wichtiger biochemischer Reaktionen im Organismus nötig sind, und es entstehen schwere Psychosen, Verwirrtheitszustände und Gedächtnisverlust, besonders unter Streß. Durch individuell ermittelte hohe tägliche Gaben der beiden Stoffe kann der Patient wieder „normal" werden. In der deutschen Medizin ist dieses Faktum offenbar noch unbekannt.
Insgesamt fanden Dr. Pfeiffer und seine Mitarbeiter bei ihren Patienten fünf verschiedene Typen von Stoffwechselanomalien:
Histapenie (niedriger Histaminspiegel im Blut), verbunden mit Paranoia, Halluzinationen, Wahrnehmungsstörungen;
Histadelie (hoher Histaminspiegel), verbunden mit Selbstmord-Depression, Gedankenleere, abnormen Befürchtungen, Schlaflosigkeit („endogene" Depression?);
Pyrrolurie (im Harn wird Kryptopyrrol ausgeschieden, s. o.), verbunden mit Wahrnehmungsstörungen, suizidaler Depression, neurologischen Symptomen, fehlender Traumerinnerung, Impotenz, primärer Amenorrhoe, wächserner Blässe;
Hypoglykämie (der Blutzuckerspiegel ist unnormal niedrig infolge zu hoher Insulinausschüttung; nach Jahren, wenn das Pankreas erschöpft ist, kann der Zustand in Diabetes übergehen), verbunden mit Wahrnehmungsstö-

rungen, leichter Ermüdbarkeit, Schwindelgefühl, schlechtem Gedächtnis, suchtartigem Verzehr von Süßigkeiten;
Zerebrale Allergie (allergische Störung der Gehirnfunktionen, durch Nahrungsmittel und/oder Chemikalien ausgelöst), verbunden mit starken täglichen Stimmungsschwankungen (manisch-depressiv), Wahrnehmungsstörungen, Suchtverhalten (Nahrungsmittelsucht). Das Allergie-Konzept stammt von den Klinischen Ökologen (s. u.!).
Diese fünf Typen können in einer Person kombiniert sein (mit Ausnahme von Histapenie und Histadelie, die einander ausschließen) und durch Labortests und gezielte Anamnese diagnostiziert werden. Durch Einnahme bestimmter Vitamine, Aminosäuren, Mineralstoffe und Spurenelemente und durch eine Weglaß-Diät (bei Nahrungsmittelallergien) können die Krankheitserscheinungen zum Verschwinden gebracht werden; das heißt, die im Stoffwechsel des Patienten fehlenden Stoffe werden ersetzt und die schädlichen vermieden.
Ein weiteres Forschungsgebiet der Orthomolekularen Psychiatrie sind die Auswirkungen der giftigen Metalle Blei, Cadmium, Quecksilber und Kupfer, ferner von Aluminium, die als Folge der Umweltverschmutzung und des allzu sorglosen Umgangs mit unserer Ernährung den menschlichen Organismus zunehmend belasten.
Blei kann Hyperaktivität bei Kindern, Minderung der Intelligenz, Epilepsie, Halluzinationen, Gehör- und Sprachstörungen hervorrufen.
Quecksilber zerstört nicht nur das Nierengewebe, sondern auch Gehirnzellen, bis zur Verblödung.
Cadmium erzeugt Bluthochdruck und Arteriosklerose, die ebenfalls in Demenz enden kann.
Kupfer ist ein Element, dessen Rolle bei psychischen Erkrankungen gerade erst erforscht wird. Viele schizophrene Patienten haben einen zu hohen Kupferspiegel im Blut.
Aluminium ist wahrscheinlich giftiger, als man bisher annahm. Bei alten Patienten mit seniler Demenz und Gedächtnisverlust findet man oft besonders viel Aluminium im Blut. Im Tierversuch löst es Epilepsie aus, wenn es auf die Gehirnoberfläche injiziert wird. Die Orthomolekularen Ärzte warnen deshalb vor der jahrelangen Einnahme von aluminiumhaltigen Medikamenten (z. B. Antazida – Mittel gegen Magensäureüberschuß).
Einen umfassenden Überblick über den aktuellen Erkenntnisstand gibt Dr. Pfeiffer's Buch „Mental and Elemental Nutrients“ (s. Literaturliste), das leider noch nicht in deutscher Übersetzung vorliegt.
In den USA gibt es einige Kliniken, in denen psychiatrische Patienten auf Mangel an Vitaminen und Spurenelementen und auf Belastung mit gif-

tigen Schwermetallen getestet werden. Eine von ihnen, das „North Nassau Mental Health Center“, wird geleitet von Dr. M. Starr Shriftman. In ihrem Referat berichtet sie über die Arbeitsweise der Klinik.
Das „Brain Bio Center“ in Princeton, geleitet von Dr. Pfeiffer, ist Klinik und Forschungsinstitut. Es hat die modernsten Analysenmethoden. Das einzige Institut in Europa, das diese Methoden übernommen hat, ist das Labor der „Antistreß AG“ in Rapperswil/Schweiz, das von Dr. Burgerstein geleitet und von Dr. Lietha medizinisch betreut wird.
Die *Klinische Ökologie* ging, historisch gesehen, von anderen Beobachtungen aus als die Orthomolekulare Psychiatrie. Sie war und ist mehr allgemeinmedizinisch orientiert und betrachtet die psychischen Störungen nur als „Spitze des Eisbergs“ eines ganzen Komplexes von Erkrankungen des Gesamtorganismus, ausgelöst durch Umweltfaktoren.
1905 erschien das zweibändige Mammutwerk des australischen Psychiaters Francis Hare, „The food factor in disease“ (Der Nahrungsfaktor bei Krankheiten). Die amerikanischen Ärzte Duke, Shannon und Rowe fanden in den zwanziger Jahren Zusammenhänge zwischen Beschwerden wie Kopfweh, Asthma und Hautausschlägen, und Überempfindlichkeit gegen Bestandteile der täglichen Nahrung.
Herbert Rinkel, Allergologe in Oklahoma City, entdeckte das Prinzip der *maskierten Allergie* an sich selbst. Um Geld zu sparen, lebte er während seines Medizinstudiums fast ausschließlich von Eiern, die ihm sein Vater von der elterlichen Farm kistenweise schickte. Während der vier Jahre seines Studiums wurde er immer kränker; er litt an Halsweh, Kopfschmerzen, Ohrenkrankheiten und Dauerschnupfen. Eines Tages las er Rowe's Arbeiten über Nahrungsmittel-Überempfindlichkeit und machte ein Experiment: er aß sechs Eier so schnell wie möglich, um eine akute Reaktion hervorzurufen, falls die Eier die Ursache seiner Beschwerden wären. Aber nichts geschah; im Gegenteil: er fühlte sich zunächst wohler als sonst. Es dauerte noch vier Jahre (während er täglich Eier aß und zunehmend invalider wurde), bis er sich zum entgegengesetzten Experiment entschloß: Er aß vier Tage keine Eier mehr. Bereits am dritten Tag waren alle seine Beschwerden praktisch verschwunden. Am fünften Tag verzehrte er ein Stück Geburtstagskuchen, den seine Frau für ihn gebacken hatte. Zehn Minuten später brach er in tiefer Bewußtlosigkeit zusammen und kam mehrere Minuten nicht mehr zu sich. Nach Analyse der Situation erkannte er schließlich, daß die Eier im Kuchen eine akute Reaktion bei ihm ausgelöst hatten, nachdem ihn das Weglassen hochempfindlich gemacht hatte. Er wiederholte den Selbstversuch, mit gleichem Ergebnis, und wandte dann die so gefundene Methode zur „Demas-

kierung“ der Nahrungsmittelallergie (mehrere Tage weglassen, dann Testmahlzeit) bei seinen Patienten an, mit überzeugendem Erfolg. 1933 legte er seine Ergebnisse den „Annals of Allergy“ vor. Der Artikel wurde prompt zurückgewiesen. Rinkel ärgerte sich so sehr darüber, daß er erst acht Jahre später, als er mehr als 20000 Einzeltests an Patienten gemacht hatte, seine Erkenntnisse einem wissenschaftlichen Forum vortrug. 1944 schließlich wurde sein Bericht veröffentlicht.
Rinkel definiert die *Maskierung* einer Allergie folgendermaßen: „Wenn jemand ein Nahrungsmittel täglich oder fast täglich zu sich nimmt, kann er allergisch dagegen sein, ohne es je als Ursache seiner Krankheitssymptome zu verdächtigen. Gewöhnlich ist es so, daß man sich nach dem Verzehr dieses Nahrungsmittels wohler fühlt als vor der Mahlzeit. Dies nennt man maskierte Nahrungsmittelallergie.“ Da der Betroffene immer wieder, um sich vorübergehend wohler zu fühlen, zu dem Nahrungs- und Genußmittel greift, entsteht in vielen Fällen eine *Sucht.* In vielen deutschen psychiatrischen Krankenhäusern können sich die Patienten praktisch ohne quantitative Restriktionen mit Kaffee, Zigaretten und Süßigkeiten versorgen. Die Ärzte ahnen nicht, daß genau dies die Ursache der „Psychosen“ bei mindestens einigen ihrer Patienten ist!
Die Schulmedizin (insbesondere die Allergologie) hat den Begriff „Allergie“ eingeengt auf Fälle, bei denen ein Hauttest positiv ist bzw. spezifische Antikörper im Blut nachweisbar sind. Bei den meisten Nahrungsmittel- und Chemikalienallergien sind die üblichen Hauttests nicht sehr zuverlässig, und man findet oft keine spezifischen Antikörper. Dies ist das Hauptargument der Schulmedizin gegen den erweiterten Allergiebegriff der Klinischen Ökologie. Die neuesten Untersuchungen u. a. von Dr. McGovern in Oakland/Calif. jedoch zeigen andere Veränderungen im Blutbild allergischer Patienten, die für den Immunologen signifikant sind (Immunkomplexe, Komplementfaktoren, Prostaglandine, Serotonin, Histamin). Damit dürfte sich der Graben zwischen der bisher rein empirischen Klinischen Ökologie und der „wissenschaftlichen“ Immunologie/Allergologie schließen. Vielversprechend sind Dr. McGoverns neueste Ergebnisse über die Rolle der Neurotransmitter bei zerebralen Allergien.
Dr. Theron G. Randolph, Chicago, ist der eigentliche Vater der Klinischen Ökologie. Er war der erste, der die dominierende, fatale Rolle der *Umweltchemikalien* bei der Entstehung chronischer Krankheiten erkannte. 1929 begann er Psychologie und Psychiatrie zu studieren, da ihn psychische Störungen seit je interessiert hatten, doch die Methoden dieser Fachgebiete erschienen ihm (damals) zu unpräzise. So sattelte er auf Innere Medizin und Allergologie um. Er kannte Rowe’s und Rinkel’s Ergebnisse

über Nahrungsmittelallergien. Zu Beginn der fünfziger Jahre, als man in den USA begann, Pestizide im Landbau im großen Maßstab einzusetzen, beobachtete er bei seinen Patienten zahlreiche Fälle von „multipler Früchte-Allergie“, d. h. Reaktionen auf jede Art von Obst (z. T. auch Gemüse), ohne Rücksicht auf die botanische Verwandtschaft, was für eine reine Nahrungsmittelallergie sehr ungewöhnlich ist. Die Symptome umfaßten Kopfweh, Asthma, Hautausschläge, arthritische Schmerzen bis zu schweren Depressionen.

Schließlich fand er heraus, daß nicht die Früchte, sondern die Pestizide, mit denen sie behandelt worden waren, die Beschwerden verursacht hatten. In Dr. Randolph's Klinik wird der Patient nach 5 Tagen Fasten bei reinem Wasser zuerst mit organisch angebauten Nahrungsmitteln, möglichst frei von synthetischen Chemikalien, getestet, später mit solchen aus dem Supermarkt. Dadurch ist es möglich, Chemikalien- von Nahrungsmittelallergien zu unterscheiden. Die Symptome beider sind durchaus ähnlich, aber Chemikalienallergien sind meist unangenehmer und führen schneller zum gesundheitlichen Ruin.

Nach den Beobachtungen der Klinischen Ökologen ist die ungeheure Zunahme der verschiedensten Chemikalien in unserer Umwelt – in Boden, Nahrung, Trinkwasser, Atemluft – eine der Hauptursachen für die Zunahme chronischer Erkrankungen aller Art, insbesondere auch psychischer Störungen.

La Via, McGovern und andere Wissenschaftler haben nachgewiesen, daß langdauernde chemische Belastung mit Spuren von Phenol (weit unterhalb der Toxizitätsschwelle) das Immunsystem (besonders die T-Lymphozyten) schädigt und den Weg ebnet für die Entwicklung multipler Allergien, bis zum Stadium des „universal reactors“, des Patienten, der „allergisch gegen das 20. Jahrhundert“ ist, wie Dr. Rea in Dallas es bezeichnet.

Allergische Symptome sind nicht nur die „klassischen“: Hautausschläge, allergischer Schnupfen, Asthma. In seinem Buch „An Alternative Approach to Allergies“ (deutsche Ausgabe: „Allergien: Folgen von Umweltbelastung und Ernährung“ – näheres s. S. 101) hat Dr. Randolph alle bei Allergien beobachteten Symptome in einem einleuchtenden, logischen System zusammengestellt. Es zeigt, daß die anfänglichen leichteren, mehr lokalen Beschwerden, wie Ekzeme, Verdauungsstörungen, Kopfweh, Muskelschmerzen, Gelenkschmerzen, im Laufe der Zeit, wenn die auslösende Ursache fortbesteht, von schweren, zunehmend psychischen Symptomen abgelöst werden, bis zu Manien und Depressionen, Halluzinationen, Angst- und Aggressionsausbrüchen, Gedächtnisverlust, totalem Stupor.

Patienten mit Chemikalien-Allergien müssen in einer absolut kontrollierten allergenfreien Umgebung getestet werden. In den USA gibt es noch wenige Kliniken mit „ecologic units"; die größten werden von Dr. Randolph in Chicago und von Dr. Rea in Dallas/Texas geleitet.
Dr. Joseph Miller in Mobile/Alabama hat eine zuverlässige Methode des Hauttests ausgearbeitet, die es möglich macht, durch Injektion individuell ermittelter Verdünnungen des allergieauslösenden Stoffes die Symptome zu „neutralisieren" und zum Verschwinden zu bringen. Dies ist ein interessanter Berührungspunkt zur Homöopathie!
Der englische Arzt Dr. Richard Mackarness, bis 1981 Leiter der Psychiatrischen Abteilung des General Hospitals in Basingstoke (jetzt im Ruhestand), brachte als erster die Ideen und Methoden der Klinischen Ökologie nach Europa. Sein Buch „Not All in the Mind" liegt in deutscher Übersetzung vor, unter dem Titel „Allergie gegen Nahrungsmittel und Chemikalien – körperliche und seelische Störungen". Dr. John Lester, einer der vier Referenten, ist sein Nachfolger in Basingstoke. Sein Interesse erstreckt sich nicht nur auf chemische, auch auf physikalische Umwelteinflüsse. Er kam zu dem Schluß, daß die zunehmende elektrische Isolierung unseres Körpers gegenüber der Erde – durch Kunstfaserkleidung, Kunststoffböden – zu physischen und sekundär zu psychischen Störungen führen kann.
Orthomolekulare Psychiatrie und Klinische Ökologie haben sich lange Zeit parallel nebeneinander entwickelt, ohne voneinander Notiz zu nehmen. Erfreulicherweise hat sich das in jüngster Zeit geändert. Die Orthomolekulare Psychiatrie testet, in behandlungsresistenten Fällen, auf Nahrungsmittelallergien, wenngleich sie auch die Bedeutung der Chemikalienallergien noch zu unterschätzen scheint. Andererseits haben einige Klinische Ökologen erkannt, daß es in vielen Fällen nicht genügt, durch individuelle Diät, Änderung des Wohn- und Arbeitsmilieus usw., den Patienten „allergenfrei" zu machen oder seine Überempfindlichkeit durch neutralisierende Injektionen zu mildern. Sie sehen immer mehr die Notwendigkeit, Mineralien-, Vitamin- und Enzymdefizite auszugleichen. Es ist zu wünschen, daß beide Medizingebiete künftig ihre Informationen austauschen; das kann zu ungeahnten Erkenntnissen über das Wesen psychischer und physischer Leiden führen. Das 13. Kaiserslauterer Gespräch bot ein ideales Forum für Informationsaustausch, auch und vor allem zwischen den amerikanischen und englischen Gästen und den deutschen Teilnehmern. Letztere waren durch eigene Krankheit oder zufällige Begegnungen mit der Materie bereits mehr oder weniger vertraut. Es waren auch Vertreter naturheilkundlicher Richtungen anwesend. Ihre Be-

obachtungen, Erfahrungen und Folgerungen sind oft erstaunlich ähnlich denen ihrer amerikanischen Kollegen, sie beschreiben dieselben Phänomene nur mit anderen Begriffen.

Spurenelemente und Histamin bei Geisteskrankheiten

Carl C. Pfeiffer

Für die Diagnose somatischer Krankheiten ist das Krankenhaus meist besser geeignet als die klinische Ambulanz. Bei psychiatrischen Krankenanstalten dagegen, wo häufig sogar die diagnostischen Untersuchungsmöglichkeiten des allgemeinen Krankenhauses nicht unmittelbar zur Verfügung stehen, trifft dies nicht zu. Blut- und Urinproben von der psychiatrischen Krankenanstalt werden in der Regel an ein nahegelegenes medizinisches Zentrum mit automatisierter Laboreinrichtung weitergeleitet. Die psychiatrische Krankenanstalt soll aber in der Lage sein, Untersuchungen zu entwickeln und durchzuführen, die eine genauere Diagnose von Störungen im biochemischen Gleichgewicht bei Schizophrenie, Depression und Manie zulassen.

1. Die Krankenanstalt als „Bewahranstalt"

In manchen Fällen wird der psychiatrische Patient zum Schutz der Gesellschaft und für einen bestimmten Beobachtungszeitraum in die Krankenanstalt aufgenommen. Es kommt häufig vor, daß diese Beobachtung nicht stattfindet und der Patient viel eher „aus dem Verkehr gezogen" wird, statt eine Untersuchungsreihe zu durchlaufen. In jeder Krankenanstalt sollten Untersuchungen und Tests in angemessenen, regelmäßigen Zeitabständen durchgeführt werden, um das genaue Erscheinungsbild der psychiatrischen Störung bestimmen zu können. Wenn hier Zeit verloren geht, wird aus der Krankenanstalt eine „Bewahranstalt" – eine etwas elegantere, aber dafür weitaus teurere Lösung als das Ortsgefängnis.

2. Die Krankenanstalt

Mit der Krankenhausaufnahme kann sich der Patient folgende Nachteile einhandeln:

A. Bewegungsmangel:
   1. Stickstoffverlust in den Muskeln
   2. Kalziumverlust in den Knochen (Nierensteine)
   3. Bildung von Blutgerinnseln in den Beinen (und Lungen)
   4. Schwierigkeiten beim Wasserlassen

5. Appetitverlust
6. Obstipation
7. Schlaflosigkeit

B. Unzureichende Ernährung
1. Übermäßige Zucker- und Stärke-Aufnahme
2. Übermäßiger Koffeingenuß
3. Unzureichende Nährstoffe

C. Keine wirkungsvollen Interaktionen
In psychiatrischen Krankenanstalten sind Patienten mit eindeutigen und diagnostizierbaren Störungen im biochemischen Gleichgewicht zusammen mit den Patienten untergebracht, die charakterliche Störungen haben. Es kommt vor, daß diese Patienten auch nach dem gleichen planlosen Modell in den Gesprächen der Gruppentherapie behandelt werden. Der schizophrene Patient, der etwas über die Ursache seiner persönlichen Wahrnehmungsstörungen (Dysperzeptionen) hören will, wird stattdessen über unlösbare Alkohol- und Eheprobleme informiert.

D. Fehler in der Krankenanstalt
Der Patient wird häufig nicht über die Art der erforderlichen Medikamente unterrichtet. Dadurch entsteht oft ein Vertrauensverlust zwischen dem Patienten und den Ärzten bzw. dem Pflegepersonal. Dadurch wird auch die doppelte Kontrolle durch Pfleger und Patient über die erforderlichen Medikamente verhindert. Es entsteht unbeabsichtigt eine Art „Verschwörung" seitens des Arzt- und Pflegepersonals gegenüber dem Patienten.

3. Die herkömmliche Klinik

Die herkömmliche Psychiatrische Ambulanzklinik verfügt nicht über die Möglichkeiten – auch nicht über das Fachwissen – um die notwendigen Spezialuntersuchungen zu interpretieren, die zur Untergliederung der verschiedenen Schizophrenie-Typen erforderlich sind. Anstatt sich die Mühe mit einem eigenen Labor zu machen, schickt man die Blut- und Urinproben an das nächstliegende Großlabor zur Prüfung. Die dort durchgeführten Tests sind die gleichen wie für den Patienten, der wegen Rückenschmerzen zur Beobachtung in ein allgemeines Krankenhaus aufgenommen wird! Diese Untersuchungen zeigen Anaemie, Diabetes, Nierenleiden usw., alles Krankheiten, bei denen keinerlei kausaler Zusammenhang mit Schizophrenie besteht.

4. Die ideale Ambulanzklinik

Hier wird höhere Leistungsfähigkeit erwartet und der Patient wird durch die Erfüllung seiner Erwartungen belohnt. Mit präziser Zeitplanung kann der Patient folgenden Untersuchungen unterzogen werden: 1. einem objektiven psychiatrischen Bewertungstest; 2. Blutproben, um die Faktoren zu bestimmen, die die Art der Störung aufzeigen; 3. Urinproben auf Kryptopyrrol und Porphyrin und 4. Elektro-Enzephalogramm (EEG) (falls indiziert). Sämtliche Tests können innerhalb von ca. vier Stunden abgeschlossen und ein vorläufiges korrektives Nährstoff- und Medikamentenprogramm für den Patienten zusammengestellt werden. Dieses Programm basiert auf einer sorgfältig erstellten, medizinischen und psychiatrischen Anamnese sowie gründlicher Untersuchung des Patienten. Nach Vorliegen aller Laborergebnisse kann das definitive Behandlungsprogramm ausgeschrieben werden. In der Ambulanzklinik behält der Patient seine Freiheit, er kann besseres Essen kaufen und seinen Bedarf an Bewegung nach besten Kräften erfüllen. Die Krankenversicherungen bezahlen zwar allgemeine Krankenhauskosten in voller Höhe, aber bei der Bezahlung der Kosten für die leistungsfähigere Ambulanzklinik für psychische Diagnosen schieben sie den Riegel vor. Vor kurzem haben wir eine Rechnung über $ 56455,97 für den 51wöchigen Krankenhausaufenthalt eines schizophrenen Patienten in der Stadt New York gesehen (von 1974, Klinikfall zum reduzierten Satz!). Die New York Blue Cross-Versicherung bezahlte die gesamte Rechnung, aber der Patient wurde ohne Besserung wieder entlassen. Manche Krankenkassen haben es trotz guter und offensichtlicher Besserung von Patienten abgelehnt, einfache Klinikrechnungen des Ambulatoriums in Höhe von $ 350 zu bezahlen, was übrigens den durchschnittlichen Kostensatz für einen eintägigen Aufenthalt in der psychiatrischen Krankenanstalt im Jahre 1981 ausmacht.

5. Ablaufplan für die psychiatrische Diagnose

A. Vorläufige Sammlung medizinischer Daten – über die Post
   1. Psychiatrische und soziale Anamnese nach Aussage des Patienten oder des verantwortlichen Vormundes
   2. Gesundheitsfragebogen des Cornell Medical Index
   3. Psychiatrischer Gesundheitsfragebogen.

B. In der Klinik
   1. „Experiential World Inventory" (EWI) Nr. 1 bzw. 2
   2. Wang: „Quick Depressive Survey"
   3. Autom. MMPI (wenn Patient 15 bis 25 Jahre alt)
   4. Eysenck Personality Inventory

C. Differenzierung der Schizophrenie-Typen mittels ausreichender anamnestischer Information
   1. Histapenie – niedriges Bluthistamin – langsamer Oxidierer – hoher Kupfergehalt
      1) Wahrnehmungsstörungen
      2) Paranoia
      3) Halluzinationen
      4) Stalagmitischer Fettansatz
      5) Starke Bart- und Körperbehaarung
      6) Wenig Erkältungen
      7) Geschwürneigung
      8) Schlaflosigkeit
      9) Vermindertes Schmerzgefühl
      10) Stottern
      11) Ohrenklingen
      12) Viele Zahnfüllungen
      13) Langsamer Orgasmus
      14) Langsame Ejakulation
   2. Histadelie – hohes Bluthistamin – schneller Oxidierer – niedriger Kupfergehalt
      1) Wahrnehmungsstörungen
      2) Schwere Depression
      3) Gedankenleere
      4) Hohes Schmerzempfinden
      5) Magerkeit – wenig Körperfett
      6) Zwänge
      7) Abnorme Befürchtungen
      8) Kopfschmerzen
      9) Rituale
      10) Gute Zähne
      11) Häufige Erkältungen
      12) Schlaflosigkeit
      13) Familiäre Anamnese von Allergien und Depressionen
      14) Drogen- und/oder Alkoholsucht

15) Magen-, Zwölffingerdarm-Geschwüre in der Anamnese

3. Pyrrolurie – Kryptopyrrol im Urin
   1) Wahrnehmungsstörungen
   2) Schwere Depression
   3) Neurologische Symptome
   4) Brechreiz
   5) Schüttelfrost und Fieber
   6) Unangenehmer Mund- und Körpergeruch
   7) Schlechter Zahnschmelz
   8) Gedrängte obere Schneidezähne (enger Oberkiefer)
   9) Weiße Flecken an den Nägeln
   10) Trübweiße Nägel
   11) Kein Frühstück
   12) Schmerzen im oberen Abdominalbereich
   13) Verstopfung
   14) Keine Erinnerung an Träume
   15) Blässe
   16) Keine Sonnenbräune
   17) Striae
   18) Impotenz
   19) Primäre Amenorrhoe
   20) Schmerzen in den Kniegelenken
   21) Anämie
   22) Eosinophilie
   23) Erleichterung bei Fasten und vegetarischer Diät
   24) Medikamenten-Unverträglichkeit
   25) Durch Streß verursachte Störung
   26) Überwiegen von Mädchen in der Familie
   27) Niedriges Serum-IgA
4. Zerebrale Allergie
   1) Wahrnehmungsstörungen
   2) Koliken in der Kindheit
   3) Ekzeme in der Kindheit
   4) Coeliakie
   5) Zuckersucht
   6) Nahrungsmittelsucht
   7) Starke tägliche Gemütsschwankungen
   8) Schneller Puls
   9) Asthma und Krämpfe
   10) Erleichterung durch Fasten

5. Hypoglykämie
    1) Wahrnehmungsstörungen
    2) Schweißausbrüche
    3) Ermüdungserscheinungen
    4) Schwindelgefühl, Ohnmacht
    5) Zuckersucht
    6) Muskelkrämpfe
    7) Hypothermie (friert leicht, kalte Hände und Füße)
    8) Niedriger Blutdruck
    9) Schlechtes Gedächtnis

D. Labortests in Reihenfolge des Schwierigkeitsgrades:

1. Urintest auf Kryptopyrrol: zeigt Pyrrolurie an. Der Urin wird mit Vitamin C konserviert. Die gleiche Urinprobe soll auf Albumin und Zucker getestet werden. Durch Albuminurie gehen größere Mengen an Zink verloren.
2. Haartest auf essentielle Elemente und Schwermetalle
    1) Kupfer hoch = Histapenie oder Depression
    2) Zink hoch oder niedrig = Pyrrolurie
    3) Kalzium und Magnesium hoch = Hypoglykämie
       Natrium und Kalium niedrig = Hypoglykämie
    4) Blei hoch = Stadtbewohner bzw. Bleivergiftung
    5) Quecksilber hoch = quecksilberhaltiges Haarwaschmittel
    6) Arsen hoch = Arsenvergiftung
3. Blutbasophilen-Spiegel
   Das Bluthistamin ist in den Basophilen enthalten, ihre Zahl ist proportional dem Histaminspiegel. Normal ist 0,5 % der Anzahl der weißen Blutkörperchen. Histapenische Patienten haben möglicherweise kein erkennbares Bluthistamin und keine sichtbare Basophilie bei einer Zählung von 1000 weißen Blutkörperchen. Die Auswertung (Zählung) ist sehr langwierig, so daß man sie durch die absolute Basophilenzählung ersetzen kann. Normal ist $35/mm^3$. Die automatisierte Basophilenzählung wäre ein nützliches Untersuchungsverfahren bei Kindern und Jugendlichen, weil diese Untersuchung anhand eines Blutstropfens vom Finger durchgeführt werden kann. Die Automatisierung der Gesamtzählung von weißen Blutkörperchen ist bereits verfügbar, jedoch sehr kostenaufwendig. Wenn die Basophilen allein gezählt würden, wäre die Analyse viel kostengünstiger. Die Untersuchung eines Blutausstriches auf Basophile allein ergibt für den geschickten Kliniker eine schnelle Infor-

mation darüber, ob ein Patient im Bluthistamingehalt hoch oder niedrig liegt.

4. Serum-Spurenmetall-Analysen
   a) Serumkupferspiegel: Der Serumkupfergehalt liegt hoch bei Schwangeren, Frauen unter oralen Empfängnisverhütungsmitteln, bei Pellagra, Histapenie, Arthritis, Bluthochdruck, Migräne, Epilepsie und bei manchen Typen der Senilität. Als Normbereich ist ausschließlich der Bereich von 80 bis 100 mcg % anzusehen. Eine normale Schwangerschaft kann einen Spiegel von 240 mcg % hervorrufen. Bei Toxämie in der Schwangerschaft sind Werte von über 300 mcg % festgestellt worden.
   Bei akuten Lebererkrankungen ist der Kupfergehalt auch hoch und bei großer Kupfer-Einnahme kann das Kupfer die Ursache einer Lebererkrankung sein. Im blaufarbigen Eiweißstoff Coeruloplasmin beträgt das Serumkupfer 95 %. Dieser Eiweißstoff schützt den Körper vor übermäßiger Kupferaufnahme aus dem Darm. Bei der Wilsonschen Krankheit ist der Coeruloplasmingehalt niedrig, so daß die Gewebe des Patienten bis zu einem toxischen Grade belastet werden. Die roten Blutkörperchen, die Leber, die Nieren und das Gehirn erleiden die größten Schäden, und es wird in der Iris ein Kupferpigment abgeschieden: Kayser-Fleischer-Ringe oder „Sonnenblumen-Augen". Bei der Wilsonschen Krankheit ist das Serumkupfer niedrig, weil das Coeruloplasmin niedrig ist. Die Wilsonsche Krankheit ist eine sehr seltene Erbkrankheit (mit einer Häufigkeit von 1:100000 in der Bevölkerung). Bei unserer Erhebung bei 15000 Geisteskranken haben wir keinen einzigen Fall der Wilsonschen Krankheit vorgefunden – auch keinen Patienten, der einen primären Kupfermangel aufweist. Kupfer kann man am leichtesten und am genauesten mit dem „Atomic Absorption Spectrograph" (deutsch: Atom-Absorptions-Spektrograph) bestimmen.
   b) Serum-Zink-Spiegel: Der Normbereich reicht von 90 bis 120 mcg %. Werte unterhalb von 80 mcg % deuten auf unzureichendes Zink in der Diät. Serumzink kann bei Pyrrolurie hoch oder niedrig sein. Andere klinische Zustände mit niedrigem Zink sind zahlreich.
   c) Serum-Eisen-Spiegel: Der Normbereich ist 90 bis 120 mcg %. Der Eisenspiegel kann bei psychiatrischer Depression hoch liegen, aber im Gegensatz zum höheren Kupferspiegel geht der Eisenspiegel nach vier- bis sechswöchiger Behandlung mit Zink-

therapie auf ein normales Niveau zurück. Das Serum-Eisen kann bei rheumatischer Arthritis sehr niedrig sein, aber manche Gewebe sind wohl mit Eisen gesättigt, denn durch Zink allein steigt das Serumeisen auf ein normales Niveau und die Eisenmangel-Anämie wird korrigiert. Die therapeutische Eiseneinnahme führt zu einer Verschlechterung der psychiatrischen Depression und die parenterale Eisentherapie führt auch zu einer Verschlechterung der Symptome von rheumatischer Arthritis. Wir verordnen Eisen immer erst nach dreimonatiger Zinktherapie und dann auch nur, wenn der Eisenspiegel 50 mcg % oder noch weniger beträgt. Unsere Patienten erhalten regelmäßig 2000 mg Vitamin C pro Tag, also ergibt sich aus einer einzigen Eisensulfat-Tablette, d. h. 300 mg pro Tag, ausreichendes therapeutisches Eisen. Eine noch reichhaltigere Eisentherapie führt häufig zu Depressionen.

5. Polyamin-Bestimmung
Die drei Polyamine, die man im menschlichen Blut leicht bestimmen kann, sind: Histamin, Spermidin und Spermin. Diese können heute mittels Säulen-Absorption unter Verwendung von DOWEX-50 analysiert werden.
Die Analyse von Aminen mittels Dowex-Säule ist zwar langwierig und zeitraubend, aber notwendig. Histamin (40 bis 70 ng/ml Normbereich) ist normal bei Pyrrolurie, niedrig bei Histapenie und hoch bei Histadelie. Spermidin (0,90 mcg/ml) ist hoch bei Patienten mit Pankreaskrebs oder bei anderen Krebsarten und hoch bei Patienten mit regenerierender Leber und regenerierender, ulzerativer Kolitis sowie mit ausgedehnten Hautkrankheiten. Bei Mangel an Vitamin B6 ist Spermidin niedrig. Spermin von 1,5 mcg/ml ist normal bei männlichen und 1,3 mcg/ml bei weiblichen Patienten. Spermin ist am niedrigsten bei Senilität: 0,30, niedrig bei Hypoglykaemie: 0,80 und hoch – über 2,0 – bei vielen Patienten, die sich von einem psychotischen Schub spontan erholt haben. Spermin neutralisiert die sauren Phosphat-Gruppen von RNS, so daß mehr RNS synthetisiert/aufgebaut werden kann. In frisch synthetisierter RNS ist das Kurzzeitgedächtnis gespeichert, so daß Patienten, die ein niedriges Spermin haben, meist kein gutes Gedächtnis haben.
Die bisher aufgeführten Bestimmungen wären für den ersten Besuchstag des Patienten in der Klinik vorzuplanen. Der zweite Besuch sollte mehrere Wochen später erfolgen, nachdem die Blut-, Urin- und anderen Untersuchungsergebnisse verfügbar sind, um dem

Therapeuten als Leitlinie dienlich zu sein.

a) Falls beim dritten Klinikbesuch des Patienten keine Besserung eingetreten ist und sein Puls auch langsam ist (70 oder darunter), sollte eine Schilddrüsentherapie versucht werden.

b) Falls der Puls schnell ist, 80 bis 120, sollte der Patient spezifischen Allergietests unterzogen werden, oder man verordnet vier Tage Fasten bzw. eine Eliminationsdiät bestimmter Nährstoffe in folgender Reihenfolge:
1. Zeitraum von 4 Tagen - alle Weizenprodukte weglassen,
2. Zeitraum von 4 Tagen - alle Milchprodukte weglassen,
3. Zeitraum von 4 Tagen - alle Maisprodukte weglassen,
4. Zeitraum von 4 Tagen - verschiedene Eiweißstoffe weglassen.

Der Puls sollte täglich im Ruhezustand gemessen werden, damit Veränderungen festgestellt werden können.

6. Hypoglykämie - Glukose-Toleranz-Test

Wenn die Labor-Einrichtung keine Bestimmung des Blutsperminspiegels zuläßt, wird der Glukose-Toleranz-Test durchgeführt. Die Sperminbestimmung, falls mehrmals wiederholt, um niedrige Sperminwerte durch Vitamin-B6-Mangel auszugleichen, ist genau genug, um den anstrengenden Glukose-Toleranz-Test vermeiden zu können. Manchmal bestellen wir einen Glukose-Toleranz-Test bei einem Fremdlabor, um den Patienten zu überzeugen, daß auch seine Antwort auf Glukose normal ist, jetzt nachdem die Symptome verschwunden sind. Es ist eine allgemeine Regel beim Brain Bio Center, keinen Test durchzuführen, der im Labor eines regulären Krankenhauses gemacht werden könnte. Der Vorteil bei der Durchführung dieses G-Toleranz-Tests in der Klinik jedoch ist, daß physiologische Erscheinungen, wie z. B. Blutdruck, Puls und die unmittelbaren Symptome von Hypoglykämie wirkungsvoller beobachtet und in Zusammenhang mit den Blutzuckerwerten gebracht werden können. Auf der anderen Seite sind manche Krankenhauslabors in der Lage, neben dem Glukose-Toleranz-Test auch Fruktose- und Insulinspiegel zu ermitteln, was natürlich den Test viel informativer macht.

Funktionelle Hypoglykämie ist eine endokrine Störung, die unabhängig von den Schizophrenie-Typen zu sehen ist und unbedingt diagnostiziert und behandelt werden muß, um eine optimale Rehabilitation des schizophrenen Patienten zu erreichen. Wenn die Polyamine im Blut gemessen werden, stellen wir fest, daß beim hypoglykämischen Patienten der Sperminspiegel regelmäßig niedrig

ist. Dieser Test leitet sich aus der anfänglichen Blutprobe ab, bei der das Bluthistamin bestimmt wird. Das Vorhandensein von funktioneller Hypoglykämie bei den verschiedenen Typen der Schizophrenie wird auf 60 % innerhalb der insgesamt vier Störungen geschätzt, die eine Schizophrenie-Symptomatik herbeiführen können.
Wir halten zerebrale Allergie für einen wesentlichen Faktor unter den Schizophrenie-Typen - 10 bis 15 %. Leider schenkt man dieser Erkenntnis erst dann vollste Aufmerksamkeit, wenn ein Patient mit einem „Mega-Nährstoffprogramm" keine guten Fortschritte gemacht hat. Die Methoden der Diagnose zerebraler Allergie sind nicht sehr genau. Zuverlässige Ergebnisse liefert in den meisten Fällen die Eliminationsdiät nach vorangehendem viertägigem Fasten.
Zur Zeit verwenden wir die Rinkelsche intradermale Haut-Testmethode für Atmungs- und Nahrungsallergien. Hieraus ergibt sich eine neutralisierende Dosis, die bei der Desensibilisierung des Patienten angewandt wird.

Zusammenfassung

Die biochemischen Störungen bei Schizophrenie können nun verläßlich in fünf mögliche Faktoren unterteilt werden. Es handelt sich um: 1. niedriges Bluthistamin (Histapenie); 2. hohes Bluthistamin (Histadelie); 3. Pyrrolurie bzw. Malvarie aufgrund des malvenfarbigen Urinfaktors Kryptopyrrol; 4. Zerebrale Allergie und 5. Hypoglykämie. Die möglichen Kombinationen dieser fünf Grundarten des biochemischen Ungleichgewichts belaufen sich auf 23 - eine beträchtliche Anzahl; dennoch ist man nun in der Lage, alle Kombinationen zu behandeln, da die fünf Grundfaktoren gemessen werden können.

Zusammenfassung der Schizophrenien

	Histapenie	Pyrrolurie	Histadelie	Zerebrale Allergie
Anamnese	Keine Familien-anamnese Halluzinationen Paranoia Langsamer Orgasmus Viele Zahn-füllungen Stalagmitische Adipositas	Familien-anamnese Blässe Weiße Nägel Kein Frühstück Amenorrhoe Keine Traum-erinnerung Atem- und Körpergeruch Leibschmerzen Impotenz Anämie Schlechter Zahnschmelz	Familien-anamnese Suizidale Depression Zwangshandlun-gen Starke Schmerz-empfindung Gedankenleere Gute Zähne Allergien Kopfschmerzen	Familien-anamnese Infantiles Ekzem Zöliakie Allergien Tgl. Stimmungs-schwankungen Besserung bei Fasten
Labor-befunde	Serumkupfer hoch Histamin im Blut niedrig Haarkupfer hoch	KP im Urin hoch Serumzink hoch oder niedrig Haarzink hoch oder niedrig	Histamin im Blut hoch Serumkupfer normal	Histamin im Blut niedrig Schneller Puls Provokationstest Hauttest 4-Tage-Elimina-tionsdiät Nahrungsmittel- und Symptom-Tagebuch 4 Tage Fasten
Therapie	Niacin Folsäure Vitamin B12 Pantothenat Zink + Mangan Molybdän Kupfer meiden! 40 % Histapenie	Vit. B6 Zink + Mangan 30 % Pyrolurie	Kalzium Methionin Diphenyl-hydantoin Zink + Mangan Molybdän 20 % Histadelie	Antigen elimi-nieren Vitamin B6 Vitamin C Kalzium Kalium, Zink und Mangan 10 % zerebrale Allergie

Die zukünftigen diagnostische Möglichkeiten des Brain Bio Centers

Unterteilung der gemeinsamen Faktoren der Schizophrenie

	Insgesamt
1. Patienten können leiden an: A. Histapenie oder B. Histadelie	2
2. Patienten können leiden an: 1. Pyrrolurie oder 2. zerebraler Allergie oder 3. Hypoglykämie	3
3. Patienten können leiden an: (1 + 2) oder (2 + 3) oder (1 + 3) oder (1 + 2 + 3)	4
4. Patienten können leiden an: (A + 1) oder (A + 2) oder (A + 3) oder (A + 1 + 2) oder (A + 2 + 3) oder (A + 1 + 3) oder (A + 1 + 2 + 3)	7
5. Patienten können leiden an: (B + 1) oder (B + 2) oder (B + 3) oder (B + 1 + 2) oder (B + 2 + 3) oder (B + 1 + 3) oder (B + 1 + 2 + 3)	7
	23

Die Porphyrie wurde nicht berücksichtigt, weil es sich um eine seltene Komplikation der Pyrolurie handelt. Ebenfalls unberücksichtigt wurde der unbekannte Faktor der Virusinfektion (Torrey und Petersen, 1973).

References

Aston, B.: Manganese and Man. The Journal of Orthomolecular Psychiatry 9:4, 237–249, 1980.

Braverman, E. R. and Pfeiffer, C. C.: Essential Trace Elements and Cancer. The Journal of Orthomolecular Psychiatry 11:1, 28–41, 1982.

Hirsch, S. R., Rimm, A. A. and Zastrow, J. E.: The absolute peripheral basophil count. The Journal of Allergy and Clinical Immunology 53.303–310, 1974.

Mettler, L. and Shirwani, D.: Direct Basophil Count of Timing Ovulation, Fertility and Sterility 25:713, 1974.

Pfeiffer, C. C.: Blood Histamine, Basophil Counts and Trace Elements of the Schizophrenias. Rev. Can. Biol. 37:73 76, 1972.

Pfeiffer, C. C.: Does Acid Well Water Erode Plumbing Vessels, and Sanity? Journal of Orthomolecular Psychiatry 4:9–15, 1975.

Pfeiffer, C. C.: Fingernail White Spots: Possible Zinc Deficiency. JAMA, 228: April 8, 1974.

Pfeiffer, C. C.: Observations on the Therapy of the Schizophrenias. Journal of Applied Nutrition 26:29–36, 1974.

Pfeiffer, C. C. and Iliev, V.: A Study of Zinc Deficiency and Copper Excess in the Schizophrenias. International Review of Neurobiology, Supplement 1, 141–165, 1972.

Pfeiffer, C. C., Sohler, A., Jenney, E. H. and Iliev, V.: Treatment of Pyroluric Schizophrenia (Malvaria) with Large Doses of Pyridoxine and a Dietary Supplement of Zinc. Journal of Orthomolecular Psychiatry 3:292-300, 1974.

Pfeiffer, C. C.: The Schizophrenias '76: Biological Psychiatry 11:6, 773-775, 1976.

Pfeiffer, C. C.: Psychiatric Hospital vs. Brain Bio Center in Diagnosis of Biochemical Imbalances. The Journal of Orthomolecular Psychiatry 5:1, 28-34, 1976.

Pfeiffer, C. C., Papaioannou, R., Sohler, A.: Effect of Chronic Zinc Intoxication on Copper Levels, Blood Formation and Polyamines. The Journal of Orthomolecular Psychiatry 9:2, 79-89, 1980.

Pfeiffer, C. C.: Extra Nutrients and Mental Illness. (Editorial) Biological Psychiatry 16 797-799, 1981.

Pfeiffer, C. C. and Braverman, E. R.: Zinc, The Brain and Behavior. Biological Psychiatry 17:4 513-532, 1982.

Shelley, W. B. and Barnes, H. M.: The Absolute Basophil Count. JAMA 192:108, 1965.

Sohler, A. and Pfeiffer, C. C.: Oral Zinc in Normal Subjects: Effect on Serum Copper, Iron, Calcium and Histidine Levels. The Journal of Orthomolecular Psychiatry 9:1, 6-10, 1980.

Sohler, A. and Pfeiffer, C. C.: Vitamin B6 Nutritional Status of a Psychiatric Outpatient Population. The Journal of Orthomolecular Psychiatry 11:2, 81-86, 1982.

Torrey, F. E. and Peterson, M. E.: Slow and Latent Viruses in Schizophrenia. Lancet II, 22, July 7, 1973.

Zusätzliche Informationen aus Dr. Pfeiffers mündlichem Vortrag

1. Histamin und Persönlichkeit

Die Höhe des Histaminspiegels im Körper entspricht verschiedenen Persönlichkeitstypen; sie wird reguliert durch Spurenelemente: Zink, Mangan, Molybdän, Kupfer, Eisen, bestimmte Vitamine.

a) **Hohes Histamin** (Histadelie): bedingt starkes Schmerzempfinden, Depressionen, Allergien, Magengeschwüre, schnellen Orgasmus. Der Typus des „modernen" Menschen mit eingebautem Selbstzerstörungsmechanismus. Die meisten „Typ A"-Menschen waren und sind wahrscheinlich Histadelie-Typen; sie erzeugen im Stoffwechsel mehr Energie, als sie verbrauchen können. Physiognomie: Groß, schlank, große Nase und Ohren, kurze Schneidezähne, lange Extremitäten. Beispiel: Abraham Lincoln.

   Folsäure erhöht den Histaminspiegel; dieses Vitamin ist u. a. im grünen Salat und Gemüse in großen Mengen vorhanden, es kann bei Histadelie-Patienten eine „Salatschüssel-Depression" (salad bowl depression) auslösen, wenn sie in großen Mengen Salat und Spinat essen.

   Gegenmittel: Methionin, Calzium, in schweren Fällen antiepileptische Medikamente (Diphenylhydantoin).

b) **Niedriges Histamin** (Histapenie): der Typ des Bronzezeit-Menschen (z. B. die Aborigines in Australien), untersetzt, kurze Extremitäten, kleine Nase, Ohren. Sie können in kalten Nächten draußen schlafen, ohne frierend aufzuwachen, da sich ihre Körpertemperatur absenkt

(natürliche Anpassung an die Umwelt), sie können auch ohne Schaden in kalten Flüssen waten.
Bei Histapenie: Hoher Kupfergehalt, Neigung zu Paranoia.
Gegenmittel: Niacin, Niacinamid, Folsäure, Zink, Mangan, viel Protein (erhöht die Histaminproduktion des Körpers).

2. Molybdän

Dieses Spurenelement ist Kofaktor einiger Enzyme, u. a. der Xanthinoxidase. Die meisten Menschen in den industrialisierten Ländern leiden unter Molybdänmangel, aus Ernährungsgründen. Die hauptsächlichen Molybdänlieferanten sind Bohnen und andere Hülsenfrüchte; da sie Blähungen machen, werden sie in den „zivilisierteren" Ländern weniger gegessen. Molybdän wirkt dem Größenwachstum entgegen (wichtig für zu lang aufschießende Teenager!). Molybdän und Kupfer sind Gegenspieler. Kupfer erhöht das Größenwachstum (viele Menschen leiden unter Kupferüberschuß!) und überstimuliert das Gehirn. Daraus können Depressionen entstehen. „Schizophrene" haben meist viel Kupfer, wenig Zink und Mangan; gibt man ihnen diese beiden, geht der Kupferspiegel herunter; die Symptome können verschwinden.

3. Vitamin C

Der Mensch verlor die Fähigkeit, körpereigenes Vitamin C zu machen. Vitamin C ist ein Antihistaminikum! Ratten können Vitamin C synthetisieren; man kann bei Ratten im Experiment praktisch keinen anaphylaktischen Schock erzeugen, wohl aber beim Meerschweinchen, das kein Vitamin C machen kann.
Wahrscheinlich gibt es unter den Menschen einzelne Individuen, die noch die Fähigkeit zur Vitamin-C-Synthese haben, denn in früheren Berichten über Schiffsmannschaften, die an Skorbut erkrankten, gibt es immer wieder Hinweise, daß einzelne Seeleute verschont blieben, trotz der gleichen Vitamin-C-armen Ernährung.

4. Giftige Metalle

Gedächtnisverlust im Alter kann durch zu viel Aluminium und Kupfer, auch durch Bleivergiftung bedingt sein. Zahnpasta, Schmelzkäse, Antazida enthalten Aluminiumverbindungen.
In Turin/Italien wurde nachgewiesen, daß 26 % des Bleis im Blut der Bevölkerung aus Autoabgasen stammt. Bleifreies Benzin ist unbedingt anzustreben! Blei kann auch Hyperaktivität (z. B. bei Kindern) auslösen; Kupfer erhöht die Giftigkeit von Blei.

Auch Nahrungsmittel-Additive (bestimmte künstliche Farbstoffe) erhöhen die Aufnahme von Blei in den Körper. Arbeiter in der Batterieherstellung sind stark mit Blei belastet. In einem klinischen Versuch wurde nachgewiesen, daß ihr Bleispiegel nach 24wöchiger Behandlung mit Zink und Vitamin C deutlich gesunken war.
Zink in zu hoher Dosierung kann Herzbeschwerden und Arrhythmien auslösen; das Gegenmittel ist Mangan.
Die beste Ernährungstherapie für geistig-seelische Erkrankungen ist: Hochwertige, unverfälschte Nahrungsmittel, keine unnötigen Medikamente, genügend Vitamin C, Vitamin A, essentielle Spurenelemente, angemessene Versorgung mit Protein, Vitamin D von der Sonne, Vitamin E.

Orthomolekulare Psychiatrie im North Nassau Mental Health Center, Inc.

Mollie Starr Shriftman

Es ist mir eine ganz besondere Freude, die Diskussions-Teilnehmer über die Herkunft, die gegenwärtige Praxis, die Forschung und die Zielsetzungen der Orthomolekularen Psychiatrie informieren zu können, wie diese im North Nassau Mental Health Center praktiziert werden.
Meinen akademischen Grad habe ich auf dem Gebiet der Gesundheitsfürsorge-Administration erlangt. Ich arbeite schon seit 14 Jahren mit Dr. David Hawkins eng zusammen, dem medizinischen Direktor unseres Zentrums, Mitbegründer der Academy of Orthomolecular Psychiatry sowie Mitverfasser des medizinischen Fachbuchs „Orthomolecular Psychiatry: Treatment of Schizophrenia", zusammen mit Nobelpreisträger Linus Pauling. Durch diese Zusammenarbeit mit Dr. Hawkins in meiner Funktion als Exekutiv-Direktor unseres Zentrums, durch meine Arbeit als Exekutiv-Direktor der Academy of Orthomolecular Psychiatry und durch meine Kontakte mit hunderten von Familienangehörigen schizophrener Patienten habe ich meine Kenntnisse über die orthomolekulare Methode erworben.
Der Begriff „orthomolekular" erschien zum ersten Mal in der Überschrift eines Referates „Orthomolecular Psychiatry" von Professor Linus Pauling. Dieses Referat erschein im Jahre 1968 in der Zeitschrift „Science", die Fachzeitschrift der „American Association for the Advancement of Science". Laut Pauling ist die Definition von „orthomolekular": die richtigen Moleküle der normal im Körper vorhandenen Substanzen in den richtigen Mengen, und weiterhin: Erst die optimale Konzentration dieser Substanzen schafft die Voraussetzungen für organische Stabilität, die Homöostase des Körpers. Daraus läßt sich ableiten, daß Orthomolekulare Psychiatrie geistige Gesundheit erreichen und erhalten will, indem sie optimale molekulare Voraussetzungen für die Funktionen von Geist und Verstand schafft, insbesondere durch die optimale Konzentration der normal im Körper vorhandenen Substanzen, wie z. B. Vitamine. Pauling fuhr mit der Feststellung fort, daß die Orthomolekulare Psychiatrie Teil eines breitergefächerten Gebiets ist, nämlich der Orthomolekularen Medizin, und zwar ein wichtiger Teil, denn die Funktionen des Gehirns sind wahrscheinlich enger abhängig von seiner molekularen Zusammensetzung und Struktur als die Funktion anderer Organe.

Ein Kollege von Professor Pauling, Dr. Roger Williams, der Entdecker der Pantothensäure und Folsäure, zeigte zum ersten Mal die Bedeutung der biochemischen Individualität auf. Dr. Williams ist ein prominentes Mitglied der National Academy of Sciences, er hat zahlreiche Auszeichnungen für seine Pionierarbeit auf dem Gebiet der Vitamine und der Ernährung erhalten.

Die orthomolekulare Konzeption von Pauling und die Konzeption von Williams über die einmalige biochemische Individualität jeder Person boten eine gemeinsame, solide, biochemische Basis für die Arbeit, deren Voraussetzungen von den Pionieren auf dem Gebiet der Megavitamin-Therapie geschaffen wurden.

Die Megavitamin-Therapie wurde von zwei kanadischen Ärzten entwickelt, die mit ihren Konzeptionen zusammenarbeiten. Im Jahr 1952 begannen Dr. Abram Hoffer, Direktor der psychiatrischen Forschung, und sein Kollege, Dr. Humphrey Osmond, Leiter einer psychiatrischen Klinik in Saskatchewan/Kanada, ihre sorgfältige Untersuchung von hunderten von schizophrenen Patienten. Um sich zumindest etwas Klarheit über das Innenleben und die biochemischen Veränderungen bei Schizophreniekranken zu verschaffen, führten sie an sich selbst und so vielen gesunden Freiwilligen, wie sie finden konnten, Versuche mit LSD durch. Aufgrund ihrer kontrollierten Experimente stellten Dr. Hoffer und Dr. Osmond das Wahrnehmungsmodell der Schizophrenie auf. Sie definierten Schizophrenie als „Wahrnehmungsverzerrung" der Sinne; Störungen der Sicht, des Gehörs, des Geschmacks, des Tastsinns, der Gedanken und des Gefühls. Symptome, die auf eine Persönlichkeitsveränderung deuteten, wurden als sekundär angesehen, weil das Verhalten der Testpersonen auf Änderungen im Wahrnehmungsvermögen zurückzuführen war.

Hier wurde ein Wandel höchster Bedeutung vollzogen, denn in einem im Jahre 1911 von Dr. Bleuler verfaßten Buch mit dem Titel: „Dementia Praecox" betrachtete er Schizophrenie als Spaltung der Persönlichkeit und führte damit die psychiatrische Behandlung von Schizophrenie in eine falsche Richtung, bei der die Betonung auf die Persönlichkeit gelegt wurde.

Als Ergebnis ihrer Experimente entwickelten Dr. Hoffer und Dr. Osmond einen für die Messung von Wahrnehmungsstörungen hervorragend geeigneten Test. Der Hoffer-Osmondsche Diagnose-Test, der ins Deutsche übersetzt werden kann, besteht aus einem Kasten von Karten, den ich mitgebracht habe. Wenn ich den Kasten aufmache, werden Sie feststellen, daß die eine Hälfte des Kastens mit „TRUE" – also „wahr" – und die andere Hälfte des Kastens mit „FALSE" – „falsch" – beschriftet ist. Der Patient wird aufgefordert, sich an einen Schreibtisch zu setzen, der Kasten wird aufgemacht und die Karten vor den Patienten hingelegt. Jede Karte trägt eine Aussage, die ein Erscheinungsbild von Wahrnehmungsstörungen darstellt. Der Patient soll die Karte lesen und, wenn die Aussage für ihn zutrifft, in die Seite „richtig" ablegen und, wenn sie nicht zutrifft, in die Seite „falsch". Eine Aufschrift lautet etwa: „Manche meiner Organe fühlen sich taub an" oder: „Ich hatte oft das Gefühl, daß ich eine fremde Stimme im Kopf habe". Der Patient ist im Zimmer allein und führt tatsächlich seine eigene Diagnose durch. Viele Patienten in unserer Klinik, die diesen Prozeß durchgemacht haben, äußerten ein Gefühl der Erleichterung, daß endlich jemand versteht, was sie innerhalb ihrer eigenen Welt erleben. Das ist etwas ganz anderes als die Betonung der Persönlichkeit und die Dynamik der zwischenmenschlichen Beziehungen des Patienten zu anderen Menschen wie z. B. seinen Eltern, Geschwistern oder Freunden und Freundinnen.

Neben dem HOD-Test (Hoffer-Osmond-Diagnose-Test) und dem Wahrnehmungsmodell der Schizophrenie leisteten Dr. Hoffer und Dr. Osmond einen weiteren enormen Beitrag, indem sie die Behandlung in die Richtung eines medizinisch-biochemischen Modells führten. Dr. Hoffer, der einer Landwirts-Familie entstammte und sein Berufsleben als Chemiker anfing, war bekannt, daß Nikotinsäure oder Nikotinamid bei der Behandlung von Pellagra mit Erfolg eingesetzt wurde. Da die Symptome von Pellagra so häufig den Symptomen von Schizophrenie ähnelten, wurden 10 % der Pellagra-Kranken als schizophren diagnostiziert. Dies veranlaßte Dr. Hoffer und Dr. Osmond, sehr hohe Dosen von Nikotinsäure bei ihren Patienten auszuprobieren. Sie erzielten dauerhafte Genesung ihrer Patienten. Sie führten Doppelblind-Versuche durch, veröffentlichten ihre Studien und hielten Vorträge über ihre Arbeit. Trotz ihren Bemühungen, die Behandlung von Schizophrenie zu beeinflussen, wurden sie allgemein ignoriert. Der Zeitpunkt war für sie ungünstig. In der pharmazeutischen Industrie fanden damals drastische Veränderungen statt. Die anti-psychotischen Medikamente, die Phenothiazine, wirkten wie ein Wundermittel, indem sie die Patienten in den „Schlangengruben", den geschlossenen Abteilungen der psychiatrischen Krankenhäuser, beruhigten und umgänglich machten. Zwei Jahrzehnte später wurde allen klar, daß diese Medikamente nur Symptome verdecken, anstatt zu heilen, und bei Verwendung über längere Zeit Nebenwirkungen hervorrufen, die nicht wieder gutzumachen sind.

Zur weiteren Hintergrund-Information: Dr. Hoffer und Dr. Osmond verfaßten im Jahre 1957 ein Buch „How to live with Schizophrenia" (etwa:

„Wie man mit Schizophrenie fertig wird“). Viele Ärzte, die heute als Pioniere auf dem Gebiet der Orthomolekularen Psychiatrie gelten, unter ihnen auch Dr. Hawkins, waren von diesem Werk sehr beeindruckt. 1965 gründeten sie die „American Schizophrenia Association“ sowie einen Ausschuß für Therapie. 1971 wurde die „Academy of Orthomolecular Psychiatry“ in Deans Yard in London gegründet, zu deren Reihen Wissenschaftler, Forscher und Kliniker aus aller Welt zählen, auch Dr. Carl Pfeiffer, der heute an unserer Diskussion als Referent teilnimmt.
Nach diesen Vorinformationen möchte ich nun zur klinischen Praxis der Orthomolekularen Psychiatrie im North Nassau Mental Health Center übergehen. Ich werde dabei nicht auf die Entstehung der einzelnen Komponenten der Behandlung eingehen, sondern die Diagnose- und Behandlungsverfahren unseres Zentrums beschreiben und die Gründe für den Einsatz jedes einzelnen Verfahrens erläutern.

Die klinische Diagnostik

Bei der Anmeldung des Patienten in unserem Zentrum wird er zuerst von einem Sozialarbeiter befragt, der eine detaillierte soziale und entwicklungsmäßige Anamnese erstellt, die die gesamte Lebensumgebung des Patienten miterfaßt. Besondere Beachtung wird dabei den genetischen Strukturen in der engeren und weiteren Familie geschenkt. Hier handelt es sich um einen wichtigen Punkt, weil wir die Feststellung gemacht haben, daß eine biochemisch-genetische Vordisposition bei vielen Geisteskrankheiten besteht, genauso wie bei vielen physischen Erkrankungen. Während des Vorgesprächs mit dem Patienten werden auch frühere Krankheiten und mögliche Allergien durchgesprochen. Manchen Patienten wird dabei bewußt, daß ihre Symptome zyklisch sind und sich zu bestimmten Zeiten verstärken oder abschwächen.
Nach der umfangreichen Anamnese folgt ein komplettes Programm psychologischer Tests, einschließlich des Bender-Gestalttests, Figurzeichnungen, des Rorschach, W.A.I.S., des Satzergänzungstests von Sacks sowie des Hoffer-Osmond-Diagnose-Tests, die alle von einem Psychologen durchgeführt werden. Den HOD-Test habe ich im Vorhergehenden beschrieben. Dieses Programm psychologischer Tests dient als Richtmaß für die spätere Verordnung. Nach Verminderung der Wahrnehmungsstörungen durch biochemische Therapie ermöglichen Prüfungen des Intelligenz-Quotienten, der verbalen Ausdrucksfähigkeit und des allgemeinen Wissensstandes eine Art Prognose und geben Aufschluß darüber, wie gut der Patient Anweisungen befolgen kann, ob er bereit ist, seine Krankheit zu

akzeptieren, wie abhängig er ist von anderen und ob eine weitere unterstützende Therapie für ihn Vorteile bringt.
Nach den psychologischen Tests folgen Blutuntersuchungen in unserem eigenen Labor. Hier ist der fünfstündige Glukose-Toleranztest von äußerster Wichtigkeit. Aus den früheren Studien des Therapieausschusses der American Schizophrenia Association gewann man die Erkenntnis, daß ein hoher Prozentsatz von schizophrenen Patienten zugleich eine Störung im Glukose-Metabolismus hatte. Der von ihnen untersuchte relative oder funktionelle Typ der Hypoglykämie bewirkte einen Abfall der Blutglukose-Werte um 20 Punkte gegenüber der 5-Stunden-Normalkurve, in der Regel zwischen der dritten und vierten Stunde. (Es gibt auch andere Kriterien, die auf Veränderung des normalen Glukose-Metabolismus schließen lassen, wie eine flache Kurve, Sägezahn- oder Zickzack-Kurve oder Abfall um 60 Punkte oder mehr innerhalb einer Stunde). Dieser Abfall im Blutzucker verstärkt Symptome wie Depression, vorzeitige Ermüdung, Konzentrationsschwäche, unbegründete Ängste, inneres Zittern, Schwindelgefühl, plötzliche Gereiztheit und Schlaflosigkeit, Kopfschmerzen und psychosomatische Störungen. Vor Beginn des fünfstündigen Glukose-Toleranz-Tests erhält der Patient ein Formular, auf dem er oder sie jede allgemeine Reaktion aufzeichnet, die im Laufe des Tests auftritt. Es erfolgt keine Erwähnung von spezifischen Symptomen, damit der Patient bzw. die Patientin in keiner Weise in seiner bzw. ihrer Reaktion beeinflußt wird.
Wir haben die Erfahrung gemacht, daß relative bzw. funktionelle Hypoglykämie sowohl in der normalen Bevölkerung als auch bei geistig und seelisch schwerkranken Patienten weit verbreitet ist. Oft befinden sich als neurotisch diagnostizierte Patienten jahrelang in Psychotherapie, bevor die wahre Ursache ihrer Symptome entdeckt wird. Ein weiterer wichtiger Grund für die Anwendung des Glukose-Toleranz-Tests besteht darin, daß wir Nikotinsäure und Nikotinamid (Vitamin B3) in unserer Behandlung der Schizophrenie anwenden. Nikotinsäure neigt dazu, den Blutzuckerspiegel zu erhöhen, Nikotinamid jedoch nicht. Es ist für uns wesentlich, die individuelle Glukosekurve des Patienten zu kennen, damit wir ihn gezielt behandeln können.
Blut wird entnommen, um ein chemisches Profil (SMA 26) durchzuführen. Viele Patienten wenden sich an uns erst nach vielen Jahren medikamentöser Therapie. Es ist wichtig, daß wir den Zustand der Leber, der Nieren, der Schilddrüse und den allgemeinen biochemischen Zustand des Patienten kennen. Dr. Hawkins hält den Schilddrüsenhormonspiegel für besonders wichtig, weil Patienten mit Schilddrüsenunterfunktion oft unter sehr

hohe Dosen von Medikamenten gesetzt werden, ohne daß ihnen dadurch geholfen wird. Die Stimulierung der Schilddrüsenfunktion ermöglicht die Verabreichung geringerer Dosen, um die gewünschte Wirkung zu erzielen. Die Blutuntersuchung gibt auch Aufschluß darüber, ob der Patient Allergien hat (Eosinophilen-Zählung) und über andere Kennzeichen, wie den Cholesterinspiegel, um z. B. eine individuelle Diät für einen bestimmten Patienten erstellen zu können.

Den Arbeiten Dr. Carl Pfeiffers folgend nehmen wir auch eine Haarprobe des Patienten für eine Analyse des Gehalts an Kalzium, Magnesium, Kalium, Natrium, Mangan, Eisen, Blei, Quecksilber, Kupfer, Zink, Selenium und Lithium. Die Haaranalyse ist eine nur wenig kostenaufwendige Untersuchungsmöglichkeit auf Spurenelemente und toxische Metalle. Wenn die Analyse auf eine übermäßig hohe oder toxische Menge oder einen schweren Mangel schließen läßt, lassen wir Serum- und Urinspiegel durchführen. Diese ergeben nicht unbedingt eine Bestätigung des Befunds bei der Haaranalyse. (Aus diesem Grund haben wir die Entwicklung von Zellfunktions-Untersuchungen auf Spurenmineralien und toxische Metalle vorangetrieben, die im Abschnitt über Forschung diskutiert werden.) Trotzdem machen wir oft bemerkenswerte Entdeckungen. Ein Patient aus St. Louis/Missouri z. B. wurde zu uns gebracht. Er war als schizophren diagnostiziert worden, und die Familie erhielt Anweisung, ihn in eine Anstalt zu bringen. Wir führten eine psychiatrische Notfall-Analyse durch und nahmen den jungen Mann in Dr. Hawkins' Abteilung auf. Als das Ergebnis der Haaranalyse aus dem Labor kam, war der Bleigehalt ungewöhnlich hoch. Dr. Hawkins ordnete Blutserum- und Urin-Tests an, die ergaben, daß der Patient nicht unter Schizophrenie litt, sondern unter den Folgen einer Bleivergiftung. Wir fragten uns oft, wie viele in Anstalten befindliche Schizophrenie-Patienten einem herkömmlichen Behandlungsprogramm unterzogen wurden, weil niemand daran dachte, nach chemischen oder biochemischen Ursachen weiterzusuchen.

Für manche Patienten folgt nach der Laborarbeit ein Elektroenzephalogramm, das in unserem Zentrum durchgeführt wird, um Störungen in den Gehirnwellen festzustellen. Diese Untersuchung ist besonders dann angezeigt, wenn ein Patient unbeherrschbaren Gewaltausbrüchen unterliegt. Aus der klinischen Praxis mit tausenden von Schizophrenie-Patienten, die wir seit 1964 behandelt haben, erkannte Dr. Yaryura Tobias, der früher zu unseren Mitarbeitern zählte, daß Patienten mit unnormalem Gehirnwellenrhythmus und zugleich Hypoglykämie oft gewalttätiges Verhalten zeigen.

Wenn im Laufe der Anamnese der Sozialentwicklung oder des SMA 26-

Tests der Verdacht auf Allergien entsteht, wird der Patient zwei Serien von sublingualen, provokativen Allergietests unterzogen. Die eine Serie betrifft Nahrung, und die andere ist auf Umwelt-Substanzen bezogen. Die angewandte Methode wurde von Dr. Theron Randolph, einem hervorragenden Allergiespezialisten in Chicago, entwickelt. Wenn man ein Substanzkonzentrat unter die Zunge des Patienten legt, ist es möglich, ein psychiatrisches Symptom zu provozieren. Der Patient behält die Substanz im Mund, sie wird durch den Mundboden resorbiert. Etwa zehn Minuten später schluckt der Patient die Flüssigkeit herunter. Das Pflegepersonal mißt den Puls und den Blutdruck und beobachtet den Patienten sehr genau. Oft wird ein Patient, der im Laufe des Testvorgangs relativ ruhig blieb, weinerlich, aufgeregt oder hyperaktiv als Reaktion auf eine verabreichte Substanz, sei es ein Nahrungsmittel wie Kartoffel oder Milch oder Umwelt-Substanzen wie Pollen oder Schimmelpilze.

Die Behandlung

Die psychiatrische Auswertung
Wenn alle diagnostischen und Laboruntersuchungs-Berichte abgeschlossen sind, erfolgt eine detaillierte psychiatrische Auswertung durch einen orthomolekular geschulten Psychiater. Der Psychiater erstellt ein Pflege- und Behandlungsprogramm anhand unserer ausführlichen Diagnoseberichte und aufgrund seiner eigenen Beobachtungen im Laufe eines Erkundungsgesprächs. Dieses bezieht sich auf Probleme, die der Patient selbst vorbringt, seine spezifischen Symptome, seine Einstellung und sein allgemeines Verhalten, seine geistigen Aktivitäten, emotionellen Reaktionen, seelischen Tendenzen, Gedankeninhalt und Funktionsniveau. Der Psychiater bespricht dann die kurzfristigen und längerfristigen Ziele der Behandlung mit dem Patienten und seiner Familie.
Da jeder Patient einzigartig ist, kann es zwar sein, daß mehrere oder viele seiner Symptome bei allen Schizophrenie-Kranken vorhanden sind, aber seine biochemischen, psychologischen, neurologischen und entwicklungsmäßigen Abnormalitäten sind nur ihm eigen. Je nach Untersuchungsergebnis kann sich die Behandlung aus einem oder mehreren der folgenden Elemente zusammensetzen:

Medizinische Untersuchung und Ernährungsberatung
Da das Zentrum seit 1978 eine Abteilung für Ernährungsmedizin hat, wird der Patient, dessen Untersuchungen Glukosestörungen, Allergien, Fett-

sucht, Ernährungsmangel-Erkrankungen, Schwermetallvergiftungen usw. ergeben haben, von unserem behandelnden Psychiater an einen unserer Ärzte zur medizinischen Untersuchung weitergeleitet. Der Psychiater schickt ihn auch zu einem unserer Ernährungsspezialisten. Dieser stellt eine individuelle Diät zusammen, berät ihn und klärt ihn über die biochemischen Hintergründe der Verordnung auf.

Megavitamin-Therapie
Wie vorher schon angedeutet, verwendeten Dr. Hoffer und Dr. Osmond am Anfang der Behandlung massive Dosen von Nikotinsäure und Nikotinamid. Sie merkten bald, daß man durch Zusatz von Pyridoxin (Vitamin B6) die Dosen von B3 verringern konnte. Ein Vitamin-C-Zusatz (Ascorbinsäure) wird aufgrund der Experimente von Professor Linus Pauling ebenfalls verwendet. In diesen Experimenten wurden schizophrenen Patienten und gesunden Kontrollpersonen hohe Dosen Vitamin C gegeben, um festzustellen, wieviel Ascorbinsäure im Urin im Laufe eines sechsstündigen Zeitraumes nach der oralen Einnahme eliminiert wird. Dieser Belastungstest mit Ascorbinsäure und später mit Nikotinamid und Pyridoxin ist im ersten Kapitel des Referates: *Orthomolecular Psychiatry: Treatment for Schizophrenia* beschrieben. Die geringe Ausscheidung von Vitamin C im Urin der Schizophrenen, zum ersten Mal von Merijan Herjanic berichtet und durch die Paulingschen Experimente bestätigt, deutet darauf hin, daß Schizophrenie-Kranke einen hohen Bedarf an diesem Vitamin haben. In den letzten Jahren wurde auch Vitamin E wegen seiner anti-oxidierenden Wirkung zugefügt.
In den Medikamentenausgaben in unserem Therapie-Zentrum haben wir mehrere Kombinationsformeln für diese vier Vitamine in Form von weichen Gelatinekapseln. Die am häufigsten vorgeschriebene Kombination besteht aus: 333 Milligramm Nikotinamid, 333 Milligramm Ascorbinsäure, 66 Milligramm Pyridoxin und 66 I. U. (International Units) Vitamin E; sie trägt die Bezeichnung „Formel I“.
Dr. Hawkins rät unseren Psychiatrie-Mitarbeitern, mit dieser Formel bei neuen Patienten anzufangen. Das Nikotinamid ruft kein Erröten, Juckreiz oder Übelkeit hervor. Die Patienten gewöhnen sich daran, drei Weichkapseln dreimal pro Tag einzunehmen. Wenn die Halluzinationen bestehen bleiben, erhält der Patient die gleiche Kombination nur mit Nikotinsäure. Bis dahin hat sich der Patient soweit erholt, daß er Hautrötung und Hitzegefühl, die nach der Einnahme etwa zwanzig Minuten lang anhalten, ertragen kann. Diese Nebenwirkungen treten nach vier bis fünf Tagen nicht mehr auf.

Medikamente

Die Entscheidung darüber, ob und welche Medikamente für einen bestimmten Patienten zu einem bestimmten Zeitpunkt im Verlauf der Krankheit erforderlich werden, steht im Ermessen des behandelnden Psychiaters. Die vorgeschriebene Dosierung ist im allgemeinen viel geringer als die von einem konventionell praktizierenden Psychiater verschriebene Dosis. Die Verwendung von Megavitaminen scheint die Wirkung der meisten psychiatrischen Medikamente zu verstärken, so daß eine geringere Dosis ausreicht, um die gewünschte Wirkung zu erzielen.

Es erscheint an dieser Stelle erwähnenswert, daß in einem Vortrag beim jährlichen Symposion der Academy of Orthomolecular Psychiatry im Jahre 1981 Dr. Hawkins und Dr. Charles Tkacz, beide Direktoren an unserem Zentrum, berichteten, daß bei den tausenden von schizophrenen Patienten, die in unserem Zentrum mit Medikamenten und Megavitaminen behandelt wurden, kein einziger Fall von tardiver Dyskinesie aufgetreten ist. (Anm.: Diese Störung tritt bei einer Reihe von Patienten nach langjähriger Einnahme von Psychopharmaka und Neuroleptika auf in Form von Muskelkrämpfen, Tics und Sprachstörungen. In vielen Fällen ist sie irreversibel.)

Für die allergischen Patienten

Für den Patienten, der Allergien hat, reichen die Behandlungsempfehlungen von totaler Eliminierung einer gegebenen Substanz bis zu einer fünftägigen Rotationsdiät. Viele Menschen können gegen eine bestimmte Substanz allergisch sein und es weder bemerken noch spüren. Die Reaktion auf eine zweite, gleichzeitig eingenommene Substanz kann jedoch sehr heftig sein. Eine Rotationsdiät wird dann erstellt, damit der Patient nicht mehr als einer Allergie-Substanz pro Tag ausgesetzt ist.

Forschungsarbeit

Wie schon erwähnt, hat das North Nassau Mental Health Center seit den sechziger Jahren mit den orthomolekularen Konzeptionen für die Behandlung von Geisteskrankheiten Pionierarbeit geleistet.

Die gemeinsame Arbeit von Pauling und Williams hat grundlegend zur biochemischen und ernährungsmedizinischen Basis für die Arbeit unseres Zentrums beigetragen. Im Jahre 1972 verfaßte der medizinische Direktor des Zentrums, David R. Hawkins, M. D., in Zusammenarbeit mit Professor Pauling ein Fachbuch mit dem Titel: *Orthomolecular Psychiatry: Treatment of Schizophrenia,* das von Freeman und Co. in San Francisco veröffentlicht

wurde. In diesem Band werden die Basiskonzeptionen, die Untersuchungsverfahren, die gegenwärtige Forschung und die klinische Anwendung der orthomolekularen Disziplin ausführlich abgehandelt.
Das war vor zehn Jahren. Es war ein Bericht über die in den ersten Jahren erzielten Leistungen unseres Zentrums in der Praxis der Orthomolekularen Psychiatrie. Die damalige Zielsetzung war die Erreichung und Aufrechterhaltung seelischer und geistiger Gesundheit durch Veränderung der Konzentration von normalerweise im Körper eines Individuums vorhandenen Substanzen, hauptsächlich von Vitaminen und Mineralien.
Entsprechend den vorhandenen Untersuchungsverfahren und den klinischen Erfahrungen schließt die orthomolekulare Psychiatriepraxis auch Umstellungen in der Ernährung ein sowie die Anwendung hoher Dosen von Vitamin B3 als Nikotinsäure oder Nikotinamid, Ascorbinsäure, Pyridoxin, Vitamin E und von Medikamenten je nach den Symptomen und dem Stadium der Krankheit.
Nachdem ein hoher Prozentsatz der Patienten, die in unserem Therapiezentrum und von anderen Ärzten der Academy of Orthomolecular Psychiatry behandelt worden war, beschwerdefrei wurde, wuchs das allgemeine Interesse an orthomolekularen Ideen, Testverfahren und Behandlungsweisen.
Was sich jedoch daraus ergab und womit wir uns weiterhin befassen müssen, ist die Suche nach den Ursachen, weshalb sich viele Patienten in orthomolekularer Behandlung von ihren Krankheiten erholten, andere wiederum nicht. Was ist die Erklärung dafür, daß zwei Patienten, die uns so ähnlich erscheinen, so unterschiedlich reagieren?
Da sich unser Zentrum in der Patienten-Struktur nicht auf ein bestimmtes Einzugsgebiet beschränkte, kamen unsere Patienten aus allen Teilen der USA und aus anderen Ländern. Wir hatten die einmalige Gelegenheit, über ein Jahrzehnt hinweg eine sehr große Anzahl von schwerkranken Patienten behandeln zu können. Bis 1974 hatte das Zentrum ein intensives und umfangreiches Ambulanzdiagnoseprogramm entwickelt. Das Diagnoseprogramm umfaßte eine Sozial-/Entwicklungs-Anamnese, ein volles psychologisches Testprogramm, ein Laboruntersuchungsverfahren bestehend aus dem 5-Stunden-Glukosetoleranztest, dem umfassenden chemischen Profil (SMA 26) und der Haaranalyse auf Spurenmineralien und toxische Metalle, ein EEG, einen Test auf zerebrale Allergien und eine psychiatrische Analyse.
Daraus ergab sich für uns eine große Menge von Daten und Informationen, und wir bemühten uns, diese Ergebnisse für die Weiterentwicklung unserer Arbeit einzusetzen.

Nachdem wir unseren ersten Zuschuß vom New York State Office of Mental Health erhalten hatten, führten wir im Laufe des Jahres 1980 eine retrospektive Computerstudie über 80 Variable unter 300 Patienten durch, die in unserem Zentrum und im Brunswick-Hospital, einer großen Privatklinik, wo unsere Mitarbeiter stationäre Patienten haben, behandelt wurden.

Unsere Zielsetzungen waren:

1. Die zusammengetragenen Daten möglichst umfassend auszuwerten,
2. Unsere umfangreichen Diagnose-Tests auf wechselseitige Korrelationen und unbekannte Größen zu prüfen.
3. Festzustellen, ob unsere Daten ermöglichten, die biochemischen Untergruppen innerhalb der Schizophreniekranken differenzieren zu können.

Unsere Schlußfolgerungen aus dieser Studie waren:

1. Daß unser Diagnoseverfahren nicht ausreicht, biochemisch definierte Untergruppen innerhalb der Schizophreniekranken zu unterscheiden.
2. Daß trotz optimalem Einsatz der verfügbaren Labortests die aus den Daten hervorgehenden Korrelationen es nötig machen, weitere biochemische Zusammenhänge, die bei den Routinetests nicht geprüft werden können, eingehender zu untersuchen.

Wir haben bestätigt, daß Orthomolekulare Psychiatrie Teil einer wichtigen, breiter gefaßten Konzeption, der Orthomolekularen Medizin, ist. Wir haben erkannt, daß das psychologische und physische Wohlbefinden eines Individuums von der umfassenden und zureichenden metabolischen Funktionsfähigkeit dieses Individuums abhängt. Es wurde offenbar, daß, wenn wir uns auf die orthomolekulare Methode festlegen, Labortests entwickelt und eingesetzt werden müssen, die mit höherer Genauigkeit den metabolischen Status eines Patienten feststellen lassen.

Die „Biochemie" des Körpers und die „Neurochemie" des Gehirns sind so kompliziert, daß es noch nicht gelungen ist, das ganze Spektrum der Körper- und Gehirnfunktionen zu untersuchen. Darüberhinaus gibt es viele unerforschte Gebiete. In den letzten Jahren jedoch ist die Empfindlichkeit und Genauigkeit in der Labormethodik weiterentwickelt worden. Es ist z. B. möglich geworden, spezifische Reaktionsorte für Ascorbinsäure, Nikotinamid, Pyridoxin und andere Nährstoffe zu bestimmen und somit zu erkennen, wie sie den Metabolismus der biogenen Amine beeinflussen. Diese Erkenntnisse können wir bei unserer Arbeit unmittelbar verwerten.

Ein zweiter Zuschuß des New York State Office of Mental Health versetzte uns in die Lage, die Zusammenarbeit mit dem Munroe Medical Research

Laboratory zu beginnen, um verschiedene biochemische, neurochemische und metabolische Faktoren bei einer undifferenzierten Gruppe von 57 Schizophrenie-Patienten in ambulanter Behandlung zu erforschen. Hormone, Stoffwechselprodukte und Nährstoffe wurden in Blut, Urin und Blutzellen dieser Patienten gemessen und man stellte fest, ob die Versorgung mit essentiellen Nährstoffen ausreichend ist. Anhand dieser Forschungsarbeit können folgende Aussagen getroffen werden:

1. Unsere Feststellungen untermauern die von Professor Roger Williams aufgestellte Theorie der Einzigartigkeit der individuellen „Körperchemie".
2. Im allgemeinen wurde im Blut kein Mangel an Nährstoffen festgestellt.
3. Mittels funktioneller Analyseverfahren wurde aufgezeigt, daß diese Patienten jedoch auf Zellenebene bedeutende Störungen im Nährstoff-Gleichgewicht haben.
4. Es wurde festgestellt, daß alle Patienten mit wenigen Ausnahmen abnorme Mengen von Hypophysen-, Nebennieren-, Pankreas-, Hypothalamus- und Sexualhormonen ausscheiden.

Diese Feststellungen und die sich daraus ergebende Möglichkeit, Funktionstests verfügbar zu machen, haben bereits große Bedeutung sowohl für unsere als auch für andere Patienten erlangt. Dabei ist besonders klar geworden, daß die Komplexität der Orthomolekularen Psychiatrie und der Orthomolekularen Medizin weitaus vielschichtiger ist als ursprünglich angenommen.

Wenn wir unser Ziel, nämlich die optimale Konzentration der normalerweise im Körper und Gehirn vorhandenen Substanzen, erreichen wollen, müssen wir uns folgenden Aufgaben widmen:

1. Wir müssen weiter forschen.
2. Wir müssen die Routine-Laboruntersuchungen erweitern. Die in Extremfällen aufschlußreichen Serumspiegel von Nährstoffen sind bei der Bewertung der Zellfunktion nicht aussagekräftig.
3. Funktionelle Tests auf Vitamine in Zellen sowie andere Stoffwechselgrößen, wie z. B. Aminosäuren, Fettsäuren, Hormone und Enzyme in Drüsen, sollten entwickelt und in die tägliche Praxis eingeführt werden.
4. Ein Test auf Spurenmineralien und toxische Metalle muß entwickelt werden, um die Widersprüche zwischen Haaranalyse und Blutspiegeln zu eliminieren.

Eine vernünftige Ernährungsberatung als vorbeugende Maßnahme gegen Erkrankungen ist für jedermann sinnvoll. Bei einer schweren Störung muß die orthomolekulare Therapie einen gangbaren Weg im komplizierten System unseres Körpers suchen.

Individuelle Nährstoff-Therapie

R. N. Lietha

Die folgenden Bemerkungen zum Thema „orthomolekulare Therapie" von Depressionen sollen helfen, ein Lehrgebäude, wie jenes von Carl C. Pfeiffer über die biochemischen Ursachen von Geistesstörungen, vorurteilslos zu betrachten, indem einige Grundlagen erörtert werden. Denn wir sind uns bewußt, daß eine mangelnde Einführung in die Materie die Ursache einer Abwehrhaltung sein kann.

Die ersten Bedenken befallen uns schon bei der Begriffswahl, zum Beispiel *„orthomolekular"*. Zwar wurde der Begriff von Linus Pauling 1968 zweifelsfrei definiert als Therapiemöglichkeit mittels „richtiger" (der richtigen) Moleküle, das heißt - wir interpretieren - jenen, die dem Körper angeboren (genetisch bedingt) oder in einem bestimmten Lebensmoment zu fehlen scheinen, doch wäre uns der einfachere Begriff „biologisch" genauso passend, müßten wir ihn nicht mit allzu vielen Usurpatoren teilen, sehr zur Verwirrung der nicht eingeweihten medizinischen Laien. Schwieriger wird es bereits mit der Bezeichnung *„Megavitamin-Therapie"*, weil sich dahinter echte Mißverständnisse sowie auch historische Wandlungen verbergen. Erstere treten oftmals unerwartet in Form von lässigen Disqualifizierungen an ganz anderer Stelle wieder auf, zu oft von unberufener Seite, so daß es sich ohne Zweifel lohnt, einige Sätze zur Klärung der kurzen Geschichte dieses Begriffs mitzuteilen.

Hoffer und Osmond, zwei kanadische Forscher, haben seit Mitte der fünfziger Jahre aufgrund bestimmter theoretischer Überlegungen *Nikotinsäure* (Niacin) und Nikotinamid in massiven Dosen, jedenfalls weit größeren als dies dem klassischen Vitaminbegriff zusteht, schizophrenen Kranken verabreicht und anscheinend eine beruhigende Wirkung festgestellt. Die Ergebnisse dieser Versuche wurden immer wieder angezweifelt und anfangs der siebziger Jahre auch in sogenannten kontrollierten Studien entwertet, indem gezeigt wurde, daß weder eine deutliche therapeutische Wirkung, noch eine Verkürzung der Hospitalaufenthaltsdauer - alles Ansprüche der beiden Pioniere der Megavitamin-Therapie - erfolgte. Der Stab wurde gebrochen, die empirischen Ergebnisse von Hoffer und Osmond, obwohl später von ihnen selber in langjährigen, auch kontrollierten Studien überprüft und anscheinend bestätigt, definitiv als nichtig erklärt, nachdem deren theoretisches Fundament der Transmethylierung schon früher eingestürzt war (daß nämlich Niacin ein guter Methylgruppen-Akzeptor sei), und es war mithin keine Hexerei mehr, die mißliebige Megavitamin-Geschichte abzuschließen, und zwar ein für alle Mal, wie sich ein prominenter Gegner zu äußern beliebte.

Der herkömmliche *Vitaminbegriff* taugt nicht in dieser weltanschaulichen Auseinandersetzung, denn erstens handelt es sich bei den Wirkungen der Vitamine in Megadosen vielfach nicht um vitaminartige (also gewissermaßen lebenserhaltende), sondern um heilende oder vorbeugende Wirkungen von natürlichen Pharmaka oder von deren Stoffwechselprodukten in „unnatürlichen" Dosierungen. Für's andere haftete den Vitaminen (jeweilen kurz nachdem ihre Unentbehrlichkeit erwiesen war) in gewissen Kreisen immer schon der Geruch der Entbehrlichkeit an, z. B. auch unter seriösen Ärzten. Dieses Paradox zeigt sich in oberflächlichen und unter Umständen nicht harmlosen Ratschlägen von Ärzten, etwa jenem, daß Vitamin-Einnahme vor allem dem Hersteller nütze, wobei einfachste Tatsachen ohne Skrupel außer acht gelassen werden, z. B. daß die vermehrte Ausscheidung von Vitaminen durchaus auch dem Ausscheidungsweg zugute kommen kann (wie Vitamin C oder auch Vitamin B6 den Harnwegen).

Hoffer und Osmond waren und sind nicht die einzigen, die einen unsinnigen Kampf gegen Windmühlen auf sich zu nehmen hatten; ähnlich erging es Reich, einem Pionier der Asthma-Therapie mittels großer Dosen von Vitamin A und Vitamin D, für welche gute Gründe anzuführen nicht schwer fällt; ganz zu schweigen von Linus Pauling, dem Advokaten einer ungewöhnlich hohen Dosierung von *Vitamin C,* obwohl in diesem letzten Fall die unterstützenden Argumente aus der gesamten wissenschaftlichen Literatur Legion und besonders genau überprüft sind, vielleicht abgesehen noch von der „krebsverhindernden" Wirkung dieses populärsten Vitamins.

Die pharmakologischen Wirkungen von Vitamin C (diese Qualifizierung ist mit Vorsicht aufzunehmen, da sich darin nur unser Umgang mit dieser Natursubstanz, nicht deren Wirkung ausdrückt) sind in Tierversuchen auch für das zentrale Nervensystem gezeigt worden, indem die Wirkung von Amphetamin (hyperaktive dopaminerge Systeme) gemildert wurde, was sich in Verhaltensänderungen ausdrückte.

Die Qualität der Depression ist das Unvermögen, aus eigener Kraft zu ändern, das Charakteristikum: mehr oder minder abgründige, kurz- oder längerdauernde Hoffnungslosigkeit. Die bekannten *nosologischen Einteilungen,* wie endogen, reaktiv, neurotisch lassen uns aus mehrerlei Gründen seit langem seltsam unberührt. Zu bedenken ist etwa der Fall einer während zehn Jahren schwer beeinträchtigenden Depression, der man wegen einer nicht unbedeutenden Häufung der Krankheit in der Familie das Prädikat „endogen“ zu geben geneigt war. Deren neurotische Wurzeln (wie sich in einer langjährigen, erfolgreichen Psychoanalyse erweisen sollte) waren nicht zu leugnen.

Im allgemeinen ist die Nosologie umso bedeutender, je schwieriger die therapeutischen Verhältnisse sind. Die *trizyklischen Antidepressiva* haben anscheinend die sogenannten endogenen, auch larvierten Depressionen im Visier, wenn auch nicht immer ohne deutliche Nebenwirkungen oder oft ganz ohne Wirkung angewandt. Für reaktive oder neurotische Depressionen bleibt dann allemal noch ein sog. schwaches Beruhigungsmittel *(minor tranquillizer,* z. B. Benzodiazepine) oder ein Anxiolytikum, manchmal auch ein Anregungsmittel oder eine besonders subtile Kombination von verschiedenen dieser Drogen zur Verfügung. Die Hersteller scheuen sich nicht, wahre Wunder zu versprechen.

Was sich in Wirklichkeit abspielt, ist ein verwickelteres Geschehen, das medizinhistorisch betrachtet (mindestens soweit es unsere europäischen Verhältnisse betrifft) nicht ohne Reiz, aber auch nicht ohne Fußangeln ist. Scheint es doch, als ob gerade im Moment einer allgemeinen Anerkennung des *psychosomatischen Gesichtspunktes* in der Allgemeinmedizin die Notwendigkeit dieser Anerkennung allmählich obsolet wird, indem ein somatopsychischer Standpunkt mehr und mehr Begründung erfährt, besonders augenfällig vielleicht für ein breites Publikum in der *Streßtheorie,* dem Adaptations-Erschöpfungs-Syndrom, wie es von Selye 1950 erstmals beschrieben worden ist. Wir wollen nicht verschweigen, daß dem Studium der psychosomatischen Schule viel zu verdanken ist, allen voran vielleicht von Weizsäcker und auch vielen Schriften Groddecks, und eigentlich hat jedermann genügend Gelegenheiten, diesbezüglich aufschlußreiche Selbstbeobachtungen zu machen. Trotzdem kommen wir vorerst noch zu dem vereinfachenden Schluß, daß die Krankheit da sitzt, wo sie sitzt: nicht im Körper, nicht in der Seele, und doch im Menschen. Ein vielfach unerklärliches Widerspiel, in welchem sich etwas vom Geheimnis des Lebens ausdrückt.

Ein Patient, ein Mann mittleren Alters, litt unter erheblichen Wahnvorstellungen und auch unter starken Ängsten gegenüber der vermeintlich übermächtigen väterlichen Autorität. Er erhielt ein Nährstoff-Programm verordnet, das er getreulich einnahm und das gewisse günstige Wirkungen zeigte, nicht umwälzende zwar nach einigen Monaten, jedoch auch für ihn selber spürbare. Die Ängste wollten aber nicht recht schwinden und Projektionen auf die unschuldige Umwelt schienen ihn dauernd zu plagen. Das Schicksal wollte es, daß sein Vater schwer erkrankte und dadurch dem Sohn eine angstfreie menschlichere Annäherung möglich war. Er hatte nun das Gefühl, daß auch sein Vater ihn gebrauchen könne und machte gesamthaft eine sehr erfreuliche Wandlung durch. Später wehrte er sich entschieden gegen ein Absetzen von Nährstoffen, da er diesen die Hauptwirkung an seiner Besserung zuschreibt. Wer möchte sich erkühnen, in solchen Zusammenhängen das Geheimnis des Lebens zu lüften?

Eine banale pragmatische Darstellung teilt die Depressionen in vier gleichwertige Gruppen ein, eine erste, jene der Spontanremissionen, eine zweite, jene der Spontanremissionen nach Placebo-Einnahme, die dritte, jene der *Remissionen* nach Einnahme klassischer Antidepressiva (MAO-Hemmer, trizyklische Substanzen, Stimulantien), während die vierte, immerhin ein Viertel der Erkrankungen, den „unheilbaren" Depressionen reserviert bleibt. Alle vier Kategorien haben nur das ungute Vorzeichen allzeit möglicher *Rezidive,* und so betrachtet haben weder Spontanremission noch Therapieerfolg mit herkömmlichen Psychopharmaka den Charakter der Unbedenklichkeit. Von klassischen Antidepressiva wissen wir, daß sie, selbst bei sorgfältigster Auswahl, zur Gewöhnung, das heißt Nichtansprechen führen und unter ungünstigen Umständen die Depressionsgefühle noch verstärken können. Aus der Gruppe der vermeintlich erfolglos Behandelten haben wir aber öfters schon schwerst Depressionskranke gesehen, die mit recht einfachen Maßnahmen zu einer deutlichen Besserung gekommen sind, wie noch auszuführen sein wird.

Wir stellen den weiteren Überlegungen ein hygienisches Postulat voran, nämlich jenes der ärztlichen Sorgfalt in Sachen *Medikation,* auf dessen Mißachtung schon ein erheblicher Teil von Depression zurückzuführen ist, sind es doch einige der am häufigsten verordneten Pharmaka, wie Antibiotika, Herzglykoside, Diuretika, Analgetika, Antacida, welche physiologische Ungleichgewichte verursachen oder zum Verlust lebenswichtiger Stoffe beitragen. Die Übersicht gibt die wichtigsten Angaben zu den erwähnten iatrogenen Depressionsursachen sowie die angenommenen Wirkungsweisen (Tabelle S. 57). Man hat daran zu denken, daß die meisten dieser Präparate oft langdauernd und kritiklos zur Anwendung kommen, selbst wenn dies in ihren Anzeigen nicht vorgesehen sein sollte (etwa Aspirin bei Gelenkbeschwerden oder auch Antibiotica bei chronischen Infektionszuständen).

Eine ältere Dame wollte Rat, weil sie seit Jahren trotz vielen Therapieversuchen unter schweren Depressionen litt. Sie stand aber auch seit langem unter einer antihypertensiven Therapie mit einem reserpinhaltigen Mittel, nota bene bei einem guten Arzt. Schade, daß weder er selber, noch die verschiedenen Fachärzte, zu denen die Patientin gekommen

war, an die Nebenwirkung von Reserpin (Entspeicherung von biogenen Aminen) dachte!
Bestimmte Chemikalien und Arzneistoffe sind in den vergangenen Jahren mehr und mehr als „Räuber“ von Vitalstoffen ins Bewußtsein gerückt; als wichtigste hiervon sind vielleicht die *Hydrazide* zu nennen, welche mit dem Coenzym Pyridoxalphosphat, einer physiologischen Vitamin-B6-Form, unlösbare Komplexe bilden (das historisch bekannteste Beispiel ist der Antituberkulose-Stoff Isonicotinsäurehydrazid INH), nicht zu vergessen sind aber auch die östrogenhaltigen Medikamente, allen voran die sogenante *Pille,* welche mehrere Vitamine des B-Komplexes indirekt verbrauchen und auch zu Mineralstoffstörungen führen können, insbesondere einer Verschiebung des Zink-Kupfer-Gleichgewichtes (das kupfertransportierende Protein Coeruloplasmin wird vermehrt aus der Leber in die Blutbahn befördert); der Vorgang hat gleichzeitig Vitamin C verbrauchende Wirkung, so daß diese Werte meßbar absinken.
Die Empirie vergleichsweise spricht eine andere, direktere Sprache: prämenstruelle Depressionszustände sind unter Umständen mit genügend großen *Vitamin-B6*-Gaben verbesser- oder auch vorbeugbar; bestimmte Fälle von „unheilbarer“ Depression sind durch alleinige Gabe von *Folsäure* zu heilen, und Cholin oder auch der Acetylcholin-Vorläufer *Deanol* (Dimethylaminoäthanol), der die Bluthirnschranke besser zu durchgehen scheint als Cholin, können selbst langjährige Depressionen wie durch ein Wunder - nur eben ein natürliches Wunder - bessern.
Große Aufmerksamkeit genießen seit dem letzten Jahrzehnt die sogenannten *biogenen Monoamine,* auch Neurotransmitter (Nervenübertragungsstoffe) genannt, denn die Beeinflußbarkeit dieser Substanzen, vor allem bei Fehlen oder relativem Mangel, scheint pharmakologisch und sogar diätetisch nicht besonders schwierig zu sein, nur herrscht vorläufig noch Unsicherheit und zum Teil auch Widerstreit über die Bedeutung der einzelnen Stoffe im Zusammenhang mit psychischen Erkrankungen. Einige sind sozusagen etablierte, wie etwa das Serotonin, das Noradrenalin oder eben das Acetylcholin, andere haben einen unsicheren, weil noch weniger erforschten oder durch wissenschaftliche Konvention abgesegneten Stand, wie z. B. das Histamin, als dessen einen einflußreichen Paten wir C. C. Pfeiffer nennen dürfen.
Die Aminosäure *Tryptophan* als nicht unmittelbarer biochemischer Vorläufer des Serotonins hat bis heute am ehesten Eingang in die klinische Anwendung gefunden, und obwohl die Nebenwirkungen praktisch keine sind, wird selbst bei Depressionen mit Schlafstörungen, wo das Tryptophan besonders angezeigt wäre, im allgemeinen eher noch ein trizyklisches

Antidepressivum gegeben als eben Tryptophan in richtiger Dosierung und mit den notwendigen Vitaminen, um den Metabolismus in Richtung des Tryptophan-Serotonin-Syntheseweges zu ermöglichen (Niacin, Vitamin B6). Daß der Wettstreit der Aminosäuren um Transportmittel zwischen Blut und Gehirnflüssigkeit auch durch geeignete Verordnungszeit und diätetische Maßnahmen zugunsten des Tryptophan beeinflußt werden kann, sei am Rande vermerkt.

Für die Verabreichung von Cholin, etwa in Form von *Lezithin,* wird man außerhalb von Ernährungstherapeutenkreisen in der allgemeinen Ärzteschaft nur schwer einen Advokaten finden. Die Zahl der bis heute postulierten Nervenübertragungsstoffe ist mehr als zwanzig, aber wahrscheinlich kann nur eine kleine Minderheit durch Verabreichung von Vorläufersubstanzen beeinflußt werden und auch das nur unter bestimmten Bedingungen. Beispielsweise ist die Erhöhung von niedrigen Histaminspiegeln mittels Histidin kaum möglich, jedenfalls nicht meßbar oder erkennbar. Gerade beim Beispiel Histamin zeigt sich die Komplexität der physiologischen, gesundheitsgerechten Speicherung. Ohne Zink kann Histamin in bestimmten Zellen des Hypothalamus nicht gespeichert werden, aber für Zink seinerseits herrschen komplizierte Resorptionsbedingungen (nebst vor allem der Bedingung genügenden Vorkommens in der Nahrung): ein Tryptophanabkömmling, die Picolinsäure (die Umwandlung geschieht mit Hilfe des Coenzyms Vitamin B6) erleichtert die Zinkresorption; andere alimentäre Bestandteile, etwa die Phytinsäure aus Kleie, erschwert sie. *Tyrosin,* eine weitere Aminosäure, ist zur Zeit ein in manchen Forschungslaboratorien geprüftes Antidepressivum, nämlich als biochemischer Vorläufer von Norepinephrin, welches vor allem bei manisch-depressiven Patienten einen erhöhten Umsatz aufweist, gemessen an der Erhöhung von Metaboliten im Urin.

Die folgenden Bemerkungen über *essentielle Fettsäuren* (das sogenannte Vitamin F) im Zusammenhang mit depressiven Störungen haben teilweise auch hypothetischen Charakter, zeigen aber, daß Nährstofftherapien nicht ohne physiologische Begründungen dastehen, selbst wenn sie vorläufig zum Teil noch unter experimentellem Titel verordnet werden. Verschiedene wichtige Fettsäuren können vom Körper nicht synthetisiert werden, wenn nicht die Vorläufer mit der Nahrung zur Verfügung gestellt werden. Dazu gehören Abkömmlinge der Linol- und Linolensäure (Dihomogamma-Linolensäure und Eicosapentaensäure), aus welchen dann die verschiedenen *Prostaglandine* entstehen. Von diesen betrachten wir das Prostaglandin E_1 etwas genauer, da es als vermutlicher Stimmungsmodulator angesehen werden kann.

Die Synthese von *Prostaglandin E_1* aus Linolensäure geht über verschiedene Zwischenprodukte, deren Bereitstellung von einer Reihe von Hormonen, Enzymen, Coenzymen und Cofaktoren abhängig ist, respektive durch sie beeinflußt werden kann. Wir nennen hierbei, ohne die einzelnen Schritte zu differenzieren: Melatonin, Insulin, Niacin, Pyridoxin, Vitamin C, Zink, Magnesium. Andere, zum Teil auch diätetische Faktoren sind der regelrechten Prostaglandinsynthese hinderlich: Alkohol, Cortison, saturierte Fette (z. B. hydrogenierte und desodorierte Öle). Depressive Patienten, vielleicht vor allem solche höheren Alters, müßten von einer Erhöhung des Prostaglandins E_1 profitieren, einmal durch Zufuhr von cis-Linolsäure aus hochwertigen *pflanzlichen Ölen,* wie Distelöl, Sonnenblumenöl oder Maisöl, dann aber auch durch eine Diät, welche nicht an Vitamin B3 (Niacin), Vitamin B6, Vitamin C, Magnesium oder Zink zu arm ist, was bei der modernen Durchschnittsdiät keinesfalls als Selbstverständlichkeit angenommen werden kann. Manische Patienten andererseits müßten einen Vorteil verspüren bei Einnahme von Substanzen, die die Verfügbarkeit von Prostaglandin E_1 einschränken.

Die Wirkung von Prostaglandin E_1 auf die Gewebe (Zellmembranen) ist wahrscheinlich nicht eine direkte, sondern durch Kalzium und zyklisches AMP vermittelte.

Wir werden nun noch die Alkoholsucht in einen direkten Zusammenhang mit der Depression bringen. Depressive Patienten können ohne weiteres erfahren, daß *Alkohol* eine antidepressive Wirkung hat, ebenso wie jedermann die mehr oder weniger stark euphorisierende Wirkung spüren kann (einem hypomanischen Zustand vergleichbar). Dauernder Mißbrauch von Alkohol als stimmungshebendes Getränk wird aber andererseits aus mehreren Gründen zu Depression führen: verminderte Zufuhr von Vitaminen des B-Komplexes, Vitamin C und essentiellen Fettsäuren u. a., Malabsorption von Folsäure und Vitamin B12 wegen Gastritis, erhöhte Ausscheidung der Vitamine B1, B3, B6 sowie von Kalium, Magnesium und Zink und auch die erhöhte endogene Synthese von Neutralfetten und Cholesterol sind die wichtigsten. Der Zusammenhang mit Prostaglandin E_1 ist nebst den schon erwähnten Stoffwechselschritten auch insofern gegeben, als die anfänglich antidepressive Wirkung von Alkohol vermutlich durch Entspeicherung von Prostaglandin E_1 zustande kommt, während der Abstinenzzeiten wird sich die Depression verstärkt bemerkbar machen, weil die Vorstufen von Prostaglandin E_1 aufgebraucht sind. Der gänzliche Entzug von Alkohol kann dann halluzinationsartige Zustände und starke Erregtheit auslösen, vielleicht weil selbst geringste Mengen von Prostaglandin E_1 nicht mehr mobilisiert werden können. Erfolge mit Prostaglandin E_1-Vorläufern, insbesondere der *Gammalinolensäure* aus Nachtkerzenöl (Evening Primrose Oil) zur Milderung von Entzugserscheinungen und der Sucht werden berichtet.

Bis dahin haben wir noch nicht einige internmedizinische Ursachen von „unerklärlichen" Depressionszuständen erwähnt, die leider auch von Internmedizinern nicht ohne weiteres in Betracht gezogen werden, obwohl durch diätetische Maßnahmen eine Besserung zu erzielen wäre. Das liegt vermutlich daran, daß die Abklärung dieser Zustände oftmals schwierig ist oder ganz einfach vergessen wird. Das *Hypoglykämie-Syndrom* imitiert in vielen Fällen eine mehr oder weniger schleichende Depression, naturgemäß mit häufigen Stimmungswechseln verbunden. Das gleiche gilt für *cerebrale Allergien,* die ihrerseits aber noch gravierendere, nämlich Derealisations-Symptome, bedingen können.

Das Beispiel einer jüngeren Mutter, die lange Zeit unter heftigsten Depressionen schlecht und recht ihre Haus- und Berufsarbeit verrichtete und allerlei Therapien, auch Östrogene erhalten hatte (alle ohne Wirkung) und dann nach sorgfältiger Diätanalyse eine heimliche Schokoladesucht gestand, scheint in diesem Zusammenhang besonders bezeichnend, da sowohl die erste wie die zweite Störung ursächlich in Frage kam. Nach Ablassen von ihrer liebsten Speise trat nach wenigen Wochen eine merkliche Besserung ein. Rückfälle waren nicht ganz zu vermeiden, vor allem während einer Salzburgreise, wo es auch viele andere Süßspeisen zu genießen gab. Seit die Patientin den Kausalzusammenhang erfahren hat, werden Rückschläge nicht mehr als vernichtend erlebt.

Wir kommen nochmals kurz auf frühere Überlegungen zurück. Es betrifft dies den *somatopsychischen Zusammenhang.* Ein jüngerer Mann, der mit einer Nährstoffbehandlung kaum Fortschritte erzielte – bei schwersten psychischen Störungen mit „Persönlichkeitsverlust" trotz erhaltener guter Intelligenz – teilte einmal mit, daß seiner Ansicht nach die Krankheit durch suchtartig betriebenes Onanieren ausgelöst worden sei. Was sollte man ihm daraufhin antworten, wo doch die landläufig moderne Auffassung entschieden verneint, daß durch Onanie „Rückenmarksschwindsucht" entstehen könne (wie man die Folgen in älterer Literatur zu bezeichnen pflegte), wenngleich feststeht, daß die Prostata-Drüse eines der wenigen Organe ist, die einen sehr hohen Zinkgehalt haben (auf die Wichtigkeit von Zink wurde beispielhaft schon hingewiesen). Die Erschwernis ist in seinem Falle ein streng moralisch eingestelltes Elternhaus, in welchem er noch lebt, und wo auch der psychologische („psychophysische") Zugang kaum möglich ist. Aus dem gewohnten Milieu herauszulösen vermochten wir den Patienten bisher nicht – und es wäre dies ohne Hilfe

einer geeigneten Heilstätte auch gar nicht zu verantworten –, obwohl es uns als tauglicher Therapie-Versuch erschien. Wir betonen aber, daß die Erklärung des Patienten über den Ursprung seiner Krankheit im Lichte der Erkenntnisse der Nährstoffwissenschaft nicht abwegig ist, wenngleich eine Beweisführung der These im Nachhinein sich als unmöglich erweist. Viele Patienten fühlen sich bezüglich ihrer Beschwerden nach einer gezielten *individuellen Nährstoffbehandlung* besser – der Patient muß unter gewissen Umständen als seine eigene Kontrollperson genügen, denn es ist für den betroffenen Einzelnen unerheblich, ob er im statistischen Vergleich von größeren Gruppen gebessert oder ungebessert erscheint. Die heilige Kuh der „Doppelblind-Versuche" entspricht vor allem einem industriellen Bedürfnis und kann im besten Falle vor übertriebenen Anpreisungen schützen. Der Arzt andererseits darf sich nicht mit dem sanktionierten Wissenskodex bescheiden, sondern er muß unablässig mit dem Patienten zusammen weiterforschen. Vielfach werden wir vom Patienten aufgefordert, einen therapeutischen Zugang zu wählen, welchen er uns freiwillig offenhält, und trotzdem haben wir allzu oft die Neigung, auf bequemere (weil uns bekannte) Pforten auszuweichen.
Die Nährstoff-Therapie erscheint als eine *Basis-Therapie,* weil nichts ungetan bleiben darf, die versehrten physischen Verhältnisse wiederherzustellen im Sinne einer biologischen Korrektur – die Vorwegnahme anderer Maßnahmen ist häufig eine qualvolle Überforderung des Patienten.

Tabelle: Nebenwirkungen von Medikamenten

Medikamente bewirken:	**Nährstoff-Mangel**
Hydrazide (INH), orale Kontrazeptiva, L-Dopa	Vitamin B6
Aspirin, Antikonvulsiva, orale Kontrazeptiva	Folsäure
Biguanide, Neomycin, Cholestyramin, PAS	Vitamin B12
Aspirin, Tetracyclin, Antikonvulsiva, orale K.	Vitamin C
Antacida (Aluminium), Herzglycoside, Kalomel	Calcium
Diuretika, Herzglykoside	Magnesium
Glucocorticoide, Diuretika, Penicillamin	Zink

Bibliographie (Auswahl) zum Vortrag von R. N. Lietha

S. A. Miller ed.: Nutrition and Behavior (Franklin Institute Press, Philadelphia, 1981)

D. A. Roe: Drug-Induced Nutritional Deficiencies (AVI Publishing Comp. Westport, 1976)

A. J. Prange: The Use of Drugs in Depression (Psychiatric Annals 3:2, February 1973)

R. J. Wurtmann: Nutrients That Modify Brain Function (Scientific American, 246, 1982)

D. F. Horrobin und M. S. Manku: Possible role of prostaglandin E_1 in the affective disorders and in alcoholism (British Medical Journal, June 7, 1980)

C. C. Pfeiffer und E. Braverman: The Amino Acid l-Tryptophane: Insomnia, Depression and Appetite (Princeton Brain Bio Center, Skillman NJ, 1981)

H. M. van Praag: Zerebrales Serotonin, seine Bedeutung für Depressionsanfälligkeit und Depressionsprophylaxe (2. Weltkongreß für Biologische Psychiatrie, Barcelona, 1978)

Chemische Umweltverseuchung – Psychische Erkrankungen

Dr. John Lester

Es ist mir eine große Ehre, vor einem solch erlesenen Kreise sprechen zu dürfen, und ich bin sicher, daß ich Ihnen nichts Neues sagen kann. Wenn ich Ihnen jedoch als „geistige Nahrung" einige Gedanken erläutern darf, so hätte ich das Gefühl, ein wenig zum Thema Nahrung beigetragen zu haben.

Wir haben uns heute als Wissenschaftler hier zusammengefunden, um das, was wir unter Nahrung verstehen – oder auch mißverstehen – zu prüfen, insbesondere im Hinblick auf die Nahrung im Zusammenhang mit psychisch kranken Menschen. Dazu müssen wir zu einer objektiven Beurteilung von Nahrungsfragen gelangen. Um zu vermeiden, daß wir uns selbst und andere auf Irrwege führen, müssen wir – die Prüfer – zunächst einmal uns selbst betrachten und unsere eigene Fähigkeit zur Objektivität beurteilen.

Der Mensch hat für sich den Namen „Homo Sapiens" in Anspruch genommen. Wenn wir uns unsere Mitmenschen anschauen – vom Fußball-Fan bis hin zum Politiker – und ihre Denk- und Verhaltensweisen beobachten, kommen wir nicht umhin, die Glaubwürdigkeit dieses selbstgewählten Namens in Frage zu stellen. Ist der Mensch Sapiens? Er ist zumindest eine sehr komplizierte und gut ausgewogene Maschine, die ihre Energie mit Hilfe tausender von enzymatischen und chemischen Reaktionen aus der Nahrung bezieht. Verglichen damit erscheinen uns Maschinen wie eine Concorde oder eine Columbia wie Kinderspielzeuge. Wir haben jedoch sehr viel Respekt vor diesen Maschinen und befassen uns peinlich genau mit deren Wartung und mit der Qualität von Öl und Kraftstoff für die Umwandlung in Energie, um z. B. Passagiere von London nach New York zu befördern. Wir würden niemals wagen, Zucker in den Kraftstoff oder Olivenöl in den Motor zu schütten, weil wir die Konsequenzen befürchten. Wir verhalten uns jedoch ganz anders gegenüber dem menschlichen Organismus, den wir in vollkommener Konstruktion und einwandfreier Funktionsfähigkeit von der Natur mitbekommen haben. Der Mensch als Individuum und die Behörden allgemein kümmern sich im Umgang mit diesem Organismus recht wenig um seine Gesundheit. Das merkt man u. a. an den großen Mengen von synthetischen Chemikalien, die der Mensch zu sich nimmt. Sie sind seinem Stoffwechselsystem vollkommen fremd und werden als antigene Faktoren wirksam.

Schauen wir uns einmal die gewöhnliche Nahrungsherstellung an. Wir sind ohne weiteres bereit, die Vegetation, von der letztlich unsere Energieversorgung abhängt, ohne jedes Verständnis zu manipulieren. Die Natur hat ihre eigenen Gesetze der Ernährung und des Gleichgewichts; es werden Elemente aus dem Boden in die Vegetation in einem Kreislauf übernommen, der komplizierte metabolische Vorgänge in sich birgt. Diese Elemente werden in potentielle Energie, Enzyme und Vitamine umgesetzt, die von der Vegetation selbst genutzt und als Nahrung von pflanzenessenden Lebewesen übernommen werden. Manche Pflanzenesser wiederum dienen als Energiequellen für fleischessende Lebewesen. Somit werden viele Substanzen durch den Tod und die Verwesung dieser Lebewesen oder durch Abfallprodukte in einem Kreislauf dem Boden wieder zugeführt.

Der Mensch, mit seiner unvollständigen Kenntnis der Gesetzmäßigkeiten, Gleichgewichte und gegenseitigen Abhängigkeiten in der Natur, zwingt diese zu höherer Ertragsleistung, um seine egoistischen Ziele zu erreichen. Dadurch entstehen jedoch neue Probleme. Wir nehmen auf diese Weise eine unnatürliche oder „hochgezüchtete" Nahrung auf, der es oftmals an Mineralien mangelt, und dies in der stillschweigenden Annahme, daß unser Körper darunter nicht leiden wird.

Zusätzlich zu dieser unnatürlichen Produktionsrate, die wir bei Pflanzen mit Kunstdünger, bei Batteriehühnern mit denaturiertem, hormonangereichertem Fischmehl erzwingen, addieren wir weitere Schadstoffe in Form von Konservierungs- und Schädlingsbekämpfungsmitteln usw.

Blei, Asbest, Industrieabfall werden in Wasser und Luft abgegeben und von Pflanzen und Tieren eingeatmet und absorbiert. Diese dadurch in der Funktion verkümmerten oder kranken Organismen des Pflanzen- und Tierreichs haben gewiß nichts mit denen gemeinsam, die nach dem Qualitätsgesetz der Natur: „Überleben des Bestangepaßten" entstanden sind. Sie fallen den „niederen" Lebensformen wie z. B. Drahtwürmern, Raupen, Flöhen oder bakteriellen Infektionen zum Opfer. Der Mensch muß dann noch mehr Konservierungsmittel und andere Schadstoffe einsetzen, damit für ihn etwas zu essen übrig bleibt.

Die erwähnten chemischen Substanzen gelangen alle in das Ökosystem und werfen sowohl lokal im landwirtschaftlichen Produkt als auch allgemein im gesamten ökologischen System der Natur die Enzymketten durcheinander. Ein deutliches Beispiel für die Auswirkung der Überproduktion ist der daraus resultierende Mangel an Spurenelementen, nicht nur in der Vegetation, sondern auch bei deren Konsumenten. Darüberhinaus nimmt man stillschweigend an, daß z. B. die Einnahme von anorga-

nischem Zink, das abgebaut und in Form von Tabletten verarbeitet wurde, dasselbe ist wie das Essen von Austern wegen ihres Zinkgehalts. Es würde niemand die Leistungsfähigkeit dieser zwei Zinkquellen auf die Probe stellen wollen.
In einem Gespräch mit Ihrem bemerkenswerten Dr. Hans Nieper fragte ich, ob es bei einem Metall wie Zink einen Unterschied gibt zwischen dem, welches wir als Nahrung aufnehmen und dem, welches wir im Exkrement als Abfall wieder abgeben. Er meinte, daß da schon ein Unterschied bestehe, aber daß es leider noch nicht gelungen sei, ihn zu messen.
Nicht genug, daß wir unsere Nahrung ohnehin auf unnatürliche Weise erzeugen, setzen wir unsere „Bemühungen" fort und überziehen Äpfel mit Wachs, um sie besser verkaufen zu können; wir setzen der Nahrung Bakterizide und Fungizide zu; wir setzen bei Erdbeermarmelade künstliches Aroma ein, um sie schmackhafter zu machen und so weiter und so fort. Diese nahrungsfremden Zusätze werden auch von unseren „weisen" Wissenschaftlern, den Politikern und Fußball-Fans geschluckt, und sie stören die enzymatischen Prozesse der Ernährung und der Energieumsetzung im Körper. Warum wundern wir uns also, wenn sich diese Menschen weder normal noch weise verhalten? Da auch wir von dieser Nahrung leben, müssen wir uns fragen, ob denn auch unser eigenes Denk- und Beurteilungsvermögen über jeden Tadel erhaben ist. Wenn das Durchschnittsindividuum sozusagen „noch kränker" wird, führen wir seinem Körper noch mehr Chemikalien zu, um ihn je nachdem zu beruhigen oder anzuregen. Welchen Sinn sollte es haben, um den Preis weiterer Verwüstungen in unseren Enzymsystemen und noch mehr Nebenwirkungen die Krankheitssymptome zuzudecken?
Das Dilemma, in dem wir uns heute befinden, ergibt sich zum einen aus der Entdeckung des Menschen, daß er in der Lage ist, neue chemische Substanzen zu entwickeln, und zum anderen aus der sogenannten Macht, die ihm diese Substanzen bei der Manipulierung der Natur verleihen.
Noch vor zweihundert Jahren waren nur wenige chemische Substanzen bekannt und der Mensch konnte sich mehr oder weniger vom Lande ernähren. Es gibt jedoch heute neben der Bevölkerungsexplosion eine explosionsartige Entwicklung in der Herstellung neuer chemischer Substanzen. Der Mensch ist der Meinung, er könne die Gesetze der Natur zur Erreichung seiner egoistischen Ziele mit Chemie manipulieren, obwohl er seine Unwissenheit über die Natur allein schon dadurch offenbart, daß er die Wunder der Natur zu erforschen sucht – zum Beispiel den Vogelzug – die er nicht versteht.
Nach einem alten chinesischen Sprichwort heißt es:

„Nehmt, nehmt, was ihr wollt“, sagten die Götter, „und zahlt dafür.“ Haben wir die letzten drei Worte übersehen? Wie hoch ist der Preis, den wir zahlen und noch zahlen müssen für den uneingeschränkten, unüberlegten Gebrauch von chemischen Substanzen auf unserem Planeten? Man schätzt, daß der Mensch bis Ende des letzten Weltkriegs anderthalb Millionen chemische Substanzen hergestellt hat. Seit damals kamen jährlich 100 000 neue hinzu. Allein in Großbritannien wurden im Jahre 1977 insgesamt 67 Millionen Tonnen von Chemikalien hergestellt – d. h. eine Tonne pro Kopf der Bevölkerung – die in das Ökosystem unseres Planeten gelangt sind. Darin drückt sich wohl kaum Bewunderung, Respekt oder Sorge für die Natur aus – auch nicht für unser eigenes Wohlergehen! Achten wir überhaupt auf Wohl und Gesundheit unseres eigenen Körpers, der ja auch Bestandteil der Natur ist? Kann die Natur mit diesem Problem der ständig wachsenden Anzahl von chemischen Substanzen, die sie als „systemfremd“ erkennt, fertig werden? Die Antwort darauf lautet kurz: Nein! Sie hat beinahe den Sättigungspunkt ihrer Kapazität erreicht, denn am Horizont zeichnen sich schon ernsthafte Konsequenzen ab, sowohl für das organische Leben als auch für die Menschheit.
In Norwegen z. B. ist der Schnee zum Teil rot vom Schmutz aus den Schornsteinen der Ruhr und Englands. Die Seen sind sauer und fast steril geworden, und weder Fische noch andere Lebensformen können darin leben. Rachel Carson hatte uns vor dem kommenden „schweigenden Frühling“ gewarnt, aber niemand hörte auf sie. Jacques Cousteau und Barry Commoner haben uns auch vor dem Sterben der Seen und Meere gewarnt. Die einzigen Menschen, die diese Warnungen hören – so scheint es – haben keine Macht. Dr. Rea, Randolph und Mackarness warnen uns, daß die Reinheit von Nahrung, Wasser und Luft nicht mehr gegeben ist und unser Immunsystem vor dem Zusammenbruch steht.
„Big Business“ aber kontrolliert die Investitionen der Menschheit. „Big Business“ ist so groß und übermächtig, daß jene Propheten ebenso gut versuchen könnten, mitten im Orkan eine Kerze mit einem einzigen Streichholz anzuzünden, wie die Welt vor der Zukunft zu warnen, die ihr bevorsteht.
Die Bevölkerung Englands ist ohne weiteres bereit, Krankenhausaufenthalte aus iatrogenen Gründen in Höhe von 12 % hinzunehmen. Es gibt offenbar keine Statistiken über die Erkrankungsziffern der Gesamtbevölkerung, deren „Krankheit“ zwar nicht ernst genug ist, um sie im Krankenhaus aufzunehmen, die aber als „normal“ angesehen werden und unser Land regieren. Da bei vielen Menschen das „Zielorgan“ für Allergien das Zentralnervensystem ist, kann einem bei der Vorstellung, wo diese

Leute, unsere Führungskräfte, Ärzte oder Politiker, uns hinführen, das Gruseln kommen.
Wenn wir nicht auf den Stoffwechsel unseres Körpers achten, der zugleich der Stoffwechsel unseres Zentralnervensystems ist, wie können wir unsere eigene Intelligenz einschätzen? Schließlich haben wir uns heute zusammengefunden, um uns als „normale“ Menschen mit Ernährungsfragen auseinanderzusetzen! Unsere eigenen Enzymsysteme sind ebenso empfindlich für chemische Schadstoffe wie die der Menschen in den psychiatrischen Kliniken. Wie klar ist unser eigenes Beurteilungsvermögen? In welche Kategorie gehören wir, die Beurteilenden, in folgendem chinesischen Sprichwort?

„Wer nicht weiß, das er nicht weiß,
der ist ein Narr; meide ihn.
Wer nicht weiß, daß er weiß,
der schläft; wecke ihn.
Wer weiß, daß er nicht weiß,
der ist unwissend; lehre ihn.
Wer weiß, daß er weiß,
der ist weise; folge ihm.“

Betrachten wir einmal das Leben und wie wir es leben. Um was handelt es sich dabei? Was ist Leben? Was ist sein Zweck und was ist unser Zweck auf diesem Planeten? Leben existiert auf allen Ebenen.
Ein Beispiel seien die Mineralien. Gehämmertes Silber wird vom Juwelier als „tot“ angesehen; es muß vergütet werden, um es „lebendig“ zu machen. Ich habe zugesehen, wie ein Steinmetz ein Stück Stein wegwarf, weil es „tot“ und unbrauchbar war. Die Pflanzen entziehen dem Boden Mineralien und einfache organische Substanzen, die von Pilzen und Bakterien produziert werden, und verbinden sie mit Sonnenlicht, Wasser und Kohlendioxid, um daraus pflanzliche Gewebe einer höheren Ordnung herzustellen. Pflanzenesser verbrauchen diese in Verbindung mit Wasser, Luft, Sauerstoff und Sonnenlicht, um noch kompliziertere biologische Mechanismen und Strukturen herzustellen, die sich fortbewegen und auf eine noch höher entwickelte Weise reproduzieren können. So kommen wir schließlich zum Menschen selbst, dessen Geist Ideen, Musik und Religion hervorbringt.
Wir haben die physische Nahrung des Menschen betrachtet. Wir sehen, wie gering ihre Qualität ist, da sie auf jeder Stufe ihrer Produktion verfälscht wurde im Kampf gegen die „Mitesser“ – ein- und mehrzellige Organismen wie Bakterien, Schimmelpilze, Getreidekäfer und Mäuse. Wir sind aber naiv genug anzunehmen, daß die in diesem Krieg eingesetzten

Giftstoffte nur unseren Feinden gegenüber selektiv sind, und daß all die kleinen Mengen von Konservierungsmitteln usw., die wir dauernd aufnehmen, keine Konsequenzen nach sich ziehen, trotz der Erkenntnis, daß das Immunsystem des Menschen für Antigene und Haptene in Teilen pro Million (parts per million) empfindlich ist.

Beim Wasser sieht es nicht viel besser aus. Das Wasser umkreist die Oberfläche des Planeten und bezieht Industriechemikalien aus der Luft, anorganisches Öl von den Straßen, Hormone und Detergentien aus der Kanalisation usw. Nach einer amerikanischen Studie wurden 128 Schadstoffe im Trinkwasser festgestellt, von denen 14 Mineralien waren. Das alles ist ernst genug. Es gibt eine Ansicht, daß man die Hälfte der Patienten aus den psychiatrischen Krankenhäusern entlassen könnte und der Rest wesentlich gesünder und vernünftiger werden würde, wenn sie alle sauberes Wasser und unverfälschte Nahrung bekämen und die Medikamente abgesetzt würden.

Wir haben das Dilemma des Menschen in bezug auf Nahrung und Wasser kurz durchleuchtet, aber bleibt es allein beim Nahrungsbedarf des Menschen? Ich stelle die Frage: Was ist unsere Definition von „Nahrung"? Die Physiker betrachten Masse und Energie als identisch. Sollten wir als Ärzte nicht Nahrung und Energie gleichsetzen? Warum essen wir? Was sind die Formen von Energie, die der Mensch aufnimmt, um sie in „höhere Funktionen" umzusetzen, ob physische Funktionen wie das Laufen, emotionelle wie bei der Malerei, geistige wie bei der Führung eines Geschäfts oder seelische wie beim Beten. Alle diese Funktionen des Menschen brauchen Energie, sowohl in genügender Quantität als auch – was noch wichtiger ist – in der Qualität.

Es wird allgemein akzeptiert, daß die Luft auch eine für unsere Stoffwechselvorgänge notwendige „Nahrung" darstellt. Wir sagen sogar, daß wir „lufthungrig sind". Es wird akzeptiert, daß Sauerstoff erforderlich ist, aber nur in der Art wie Fette, Proteine und Kohlenhydrate. Was für „Vitamine" und „Spurenelemente" gibt es in der Luft? Was für Mängel hat „verbrauchte Luft"? Es ist viel mehr als ein Mangel an Sauerstoff! Ein Bestandteil, der vor kurzem entdeckt wurde, ist der Ionengehalt. Ein Ungleichgewicht der Positiv- und Negativ-Ionen hat schwere Folgen für den Menschen, der gegenüber einer molekularen Ionisierung von 1:10 empfindlich ist. Wenn der Tod nach 60 Tagen Hungern, nach 30 Tagen ohne Wasser und nach 5 Minuten ohne Luft eintritt, sollte man vielleicht unsere Anaesthesie-Verfahren mit künstlichen Zusammensetzungen von reinen Gasen kritisch untersuchen. Es ist bekannt, daß Mäuse in entionisierter Luft sterben.

Die Verschmutzung der Luft ist so groß wie die Verschmutzung von Nahrung und Wasser. Chemische Fremdstoffe, die für unseren Energieumsatz nutzlos sind, gelangen in unser Blut, wo sie von unserem stark belasteten Immunsystem entgiftet werden müssen. Luft ist ebenso wichtig wie Nahrung und Wasser. Das zeigt schon die Anwendung von hyperbarischem Sauerstoff bei Frühgeburten. Wenn die Luftverschmutzung mitten im pazifischen Ozean 0 beträgt, in der Wüste 400, in den Städten 4 000 und in unseren Wohnungen 40 000, sollen wir diese Tatsache beim Begriff „Nahrung" ausschließen?
Das Zentrum der fünf Sinnesorgane des Menschen ist der Kopf, d. h. die Aufnahmestellen für alle „Nahrungsarten". Unsere Geschmacksknospen überwachen die Qualität und Reinheit von Nahrung und Wasser; unser Geruchssinn versucht – heutzutage fast verzweifelt – die Luft, die wir einatmen, zu überwachen; aber wie steht es mit den anderen drei Sinnen? Sind auch sie Stellen, an denen bestimmte Dinge Eingang in den Körper finden? Wir wissen, daß ein Übermaß oder Mangel an den drei anderen „Nahrungsarten" schädlich und/oder tödlich ist. Stellen Licht, Lärm, Kälte, Wärme, Vibrationen, aber auch Ideen und Empfindungen eine Ausnahme von dieser Regel dar? Wir benutzen die Redensarten: „Ich bin hungrig nach Ideen, Musik, Freundschaft, Bildern usw." Menschen werden durch Einsperren in dunklen Zimmern, mit monoton tropfenden Wasserhähnen usw. gefoltert. Lärm allein kann schädlich oder gar tödlich sein. Auch auf diesem Gebiet gibt es „junk food" und Umweltverschmutzung. An keinem anderen Ort leiden unsere Patienten so sehr an „Unterernährung" im übertragenen Sinne wie in den psychiatrischen Krankenhäusern und Gefängnissen. Es handelt sich hier um ein so umfangreiches Thema, daß die Zeit nicht ausreicht, es hier gebührend zu behandeln – was aber nicht bedeutet, daß es unwichtig ist.
Bei allen drei Bereichen der Nahrung, mit denen wir es hier zu tun haben, müssen wir Qualität und falsche Ernährung sowie Quantität mit Über- und Unterernährung in Bezug bringen. Wir sind nicht nur das, was wir essen, sondern auch das, was wir aus dieser Energie machen. Wenn wir uns niemals körperlich betätigen, werden wir dick, faul, stumpfsinnig und gelangweilt. Es ist eine wohlbekannte Tatsache, daß selbstgewählte geistige Betätigung Menschen in Einzelhaft geistig stabil und körperlich gesund hält. Das trifft auch auf den übrigen Körper und andere Nahrungsarten zu. Was wir aufnehmen, müssen wir wieder verbrauchen.
Qualität, was ist das? Wie kann man sie wissenschaftlich erfassen? Ist das aus Schienen eingeschmolzene und in Tabletten verarbeitete Eisen so gut wie Spinat oder Fleisch? Ist synthetisiertes Vitamin C so gesund wie reife

schwarze Johannisbeeren? Ist chemisch und maschinell bearbeitetes Soyamehl in einem Hamburger so gut wie frisches Gehacktes?
Warum bemüht sich der Mensch um hohe Qualität bei Konzerten, Kunstgalerien, schönen Wohnungseinrichtungen, Kleidung und Autos?
Warum bemühen wir uns so um die „relativ Gesunden" und entziehen den Kranken Lebens-Qualität, ob sie sich nun in psychiatrischen Kliniken oder Gefängnissen befinden? Können wir bei dieser „unzureichenden Ernährung" in jedem Sinne jemals erwarten, daß sie der Gesellschaft einmal nicht mehr zur Last fallen? Sie sind nur Opfer verschiedener Krankheitsformen oder falscher Ernährung, unter denen sie leiden müssen. Bei denjenigen Insassen psychiatrischer Kliniken und Gefängnisse, die nicht schon angeborenermaßen gestört sind, werden lediglich andere „Zielorgane" des Körpers attackiert als bei uns, die wir an Magen- und Darmgeschwüren, Bronchitis und Rheuma leiden. Der Mensch ist wie ein Seiltänzer, der die Balance zwischen Überfluß auf der einen Seite und Mangel auf der anderen halten muß – Qualität sollte das Ziel sein, und er sollte das Zeitalter der allgemeinen, hemmungslosen Umweltverschmutzung hinter sich lassen.
Der dritte Teil meines Vortrags baut auf dem auf, was ich bereits gesagt habe, und betrifft unsere Auffassung von Therapie. Vorbeugung durch „vernünftig essen" und „gut verwerten", was auf „schlanke Gesundheit" hinausläuft, ist auf Dauer gesehen wesentlich billiger und wirksamer als „Heilung", jedenfalls dann, wenn die Patienten richtig behandelt werden. Um dieses Ziel jedoch zu erreichen, müssen wir noch eine ganze Menge „dafür zahlen", wie das Sprichwort sagt, damit unsere Nahrung sauber, gesund und ausgewogen wird. Aber all dies ist ein Schritt in die richtige Richtung.
Es ist eine interessante Tatsache, daß die einzigen fettleibigen Lebewesen in der Natur der Mensch und seine Haustiere sind. Ohne Zögern verkaufen wir „fettes" Vieh in der Regel lieber als magere erwachsene Tiere. Das mag für das Geschäft zwar gut sein, hat aber katastrophale Folgen für die Gesundheit.
Wir haben uns selbst und vor allem unseren Hausfrauen eingebleut, daß fette Hühner, Enten, Rinder usw. auch gut sind. Hat man je Hirsche, Kaninchen, Wildgänse, Schollen, Heringe gesehen, die „fett" sind? Nein. Die Natur würde sie als ungesund betrachten, und sehr bald wären sie dem Gesetz vom Überleben des Bestangepaßten zum Opfer gefallen.
Was ausgewogene, gesunde Nahrung betrifft, ist der Mensch wiederum das einzige Lebewesen, das extrahierte und raffinierte Nahrung zu sich nimmt, wie z. B. Zucker, Butter, Olivenöl, weißes Mehl usw. Zwei Scheiben

Schwarzbrot stillen den Hunger, wo es fünf Stücke Weißbrot nicht schaffen. Man kann wohl kaum die Menge von Oliven essen, die man in Form von Öl in der Salatsoße verwendet, oder die Milch trinken, die in einer Tagesration Butter oder Käse enthalten ist.

Zum Schluß möchte ich noch unterstreichen, daß es uns auf dem Gebiet der Klinischen Ökologie in zunehmendem Maße gelingt, den direkten klinischen Beweis für die Einzigartigkeit eines jeden Individuums in bezug auf seinen genetischen Aufbau und seine Funktionen zu erbringen. Die „Zielorgane“ für Antigene wie Milch, Eiweiß oder Haptene wie Chlor oder Nickel usw. sind nahezu bei jedem Individuum andere. Deshalb müssen wir unsere Methode, Doppelblindversuche mit einer Substanz bei vielen Menschen durchzuführen, kritisch überdenken. Doppelblindversuche haben bei Allergien jedoch nur für eine Person und eine Substanz Gültigkeit, was bei richtiger Durchführung etwas ganz anderes bedeutet. Wir müssen auch Thesen, die wir früher vom wissenschaftlichen Standpunkt aus abgelehnt haben, neu bewerten. Ich habe gesehen, wie eine Frau innerhalb von zwei Minuten bewußtlos wurde, nachdem man ihr 0,01 ml einer einprozentigen Phenollösung intradermal injiziert hatte. Genauso war es bei einem Extrakt aus Hautschuppen und -haaren von Haustieren. Auf die Verabreichung einer ähnlichen Menge Milch benahm sie sich wie ein fünfzehnjähriges Mädchen. Alle drei Erscheinungen wurden durch Injektionen einer 1/500stel Lösung wieder behoben. Nach fünfjähriger, erfolgloser Psychotherapie war es für den Psychiater dieser Patientin kaum faßbar, wie sich seine Patientin nach zweimonatiger Behandlung mit sublingual verabreichten Tropfen dieser Antigenlösungen veränderte. Er hatte sie als Schizophrene behandelt; jetzt weiß sie über sich Bescheid und kann sich selbst helfen. Obwohl sie noch Probleme mit der Ernährung hat, stellt der Psychiater jetzt seine frühere Diagnose in Frage. Wieviele andere Patienten gibt es wohl, deren eigentliche Krankheit mit Medikamenten zugedeckt wird und denen auf die gleiche Art und Weise geholfen werden könnte?

In der Natur gibt es nichts, was ihren Gesetzmäßigkeiten nicht entspricht. Wenn in der Vergangenheit unser medizinisches Verständnis nicht ausreichte, eine Erscheinung oder ein Symptom zu erklären, waren wir allzu schnell bereit, uns hinter Worten wie „neurotisch“, „hysterisch“ oder „psychosomatisch“ zu verstecken, wo wir uns in Sicherheit glaubten. Dabei handelt es sich um diagnostische Etiketten, für die wir niemals eine physiologische Erklärung gefunden haben.

Im Zusammenhang mit den 150 bis 200 verschiedenen Anzeichen und Symptomen von Immun-Erkrankungen hat sich in der Klinischen Ökologie herausgestellt, daß z. B. Mundgeschwüre bei einer Person durch Milch verursacht werden, bei einer anderen durch Weizen, bei einer dritten durch Orangen und bei einer vierten durch Pilze oder eine bestimmte Art Fisch. Was hat das zu bedeuten?

Anscheinend sind die Symptome auf mangelnde oder fehlende Funktion bestimmter Enzymsysteme zurückzuführen. Vielleicht funktioniert diese chemische Reaktion nicht richtig; schließlich hängt ihre Funktion von zwei Systemen ab. Da die Natur ihre eigenen Gesetze konsequent befolgt, könnte es sehr gut sein, daß ein oder zwei Haptene als Bestimmungsfaktoren für die antigene Spezifität wirksam werden und sich in verschiedenen Individuen anfänglich mit unterschiedlichen Proteinen verknüpfen, aber trotzdem dieselbe Erscheinung hervorrufen. Es kommt noch eine Menge Forschungsarbeit über eine stets wachsende Anzahl interessanter, klinischer Erkenntnisse auf uns zu.

Die Klinische Ökologie schränkt den Umfang und die Verwendung gewohnter Begriffe in zunehmendem Maße ein. Wir, die Urteilsfähigen und alle, die zur Behandlung von psychisch Kranken ermächtigt sind, müssen uns Gedanken darüber machen, ob wir selbst klug sind, oder aber verschlafen, unwissend, vielleicht sogar Narren. All dies wäre letztlich mehr oder weniger eine Folge der Nahrung, die wir in allen ihren Formen und mit allen Zusätzen aufnehmen.

Diskussion

LEITUNG HEINRICH SCHIPPERGES

Professor Schipperges begrüßte die Teilnehmer und führte anhand historischer Beispiele in den Problemkreis ein. Er wies die Anwesenden auf drei wichtige Aspekte im Hinblick auf das Thema „Ernährung und Psyche“ hin. Erstens erwähnte er den wissenschaftlichen Stellenwert der Ernährung überhaupt und ihren Wandel in den letzten hundert Jahren. Zum anderen sei die aktuelle Bedeutung der Ernährungsfrage und alles, was heute schon an Aktivitäten in Bewegung gekommen ist, von besonderem Interesse. Drittens wies er auf die methodischen Schwierigkeiten hin, die sich bei der Hinwendung auf die Klinische Ökologie und die Orthomolekulare Psychiatrie ergeben könnten.

Fallstudien zur Orthomolekularen Medizin und Klinischen Ökologie

Fall I

Der heute 86jährige Patient hatte infolge eines schweren Verkehrsunfalles im Jahre 1966 eine zwanzigfache Beckenfraktur sowie einen Harnröhren- und Harnblasenriß erlitten. Die erste Notfalloperation hatte er gut überstanden. Von einer notwendig gewordenen Nachfolgeoperation hatten ihm die Ärzte aufgrund seines schlechten Allgemeinzustandes abgeraten. Der Patient wandte sich in seiner Notlage an amerikanische Ärzte, die Orthomolekulare Medizin und Klinische Ökologie praktizieren.

Patient I:

„Da kam aus Amerika eine lakonische Antwort auf meinen Brief: ‚Just change the nutrition (Einfach die Ernährung ändern)‘“.

Er hatte damals außerdem zwei Lehrbücher über Orthomolekulare Medizin erhalten. Dies war der Grundstock zur mittlerweile umfangreichsten Bibliothek Europas zum Themenkomplex Orthomolekulare Medizin.

Der Patient probierte an sich selber eine Megavitamintherapie aus. Er mied z. B. weißen Zucker, weißes Mehl, Konserven, Zigaretten und Kaffee, nahm dafür aber in großen Mengen proteinreiche Nahrung, Frischgemüse, Lezithin und ausreichend Vitamine zu sich. Nach dreieinhalb Monaten war er operationsfähig. Auch sein subjektives Wohlbefinden, wie Konzentrationsfähigkeit und allgemeine Leistungsfähigkeit, verbesserten sich während der orthomolekularen Diät wesentlich.

Fall II
Im Alter von 18 Jahren hatte die Patientin bereits 21 Aufenthalte in psychiatrischen Krankenhäusern hinter sich. Sie litt unter Wesensveränderungen, die als Schizophrenie diagnostiziert wurden. Sie wurde ständig mit hochdosierten Tranquilizern und Neuroleptika behandelt, ohne daß sich ihr Zustand grundlegend veränderte. Der Vater ließ seine Tochter dann in Amerika bei Professor Pfeiffer orthomolekular behandeln.
Der Vater:
„Sie ist seit fünf Jahren völlig rehabilitiert und kann wieder ihrer Arbeit nachgehen."

Fall III
Die Kinder eines Teilnehmers wurden nach der Methode Professor Pfeiffers wegen psychisch auffälliger Symptome orthomolekular behandelt. Es wurde eine Pyrrolurie diagnostiziert, was auf einen Vitamin-B6-Mangel schließen ließ. Dieses Vitamin und außerdem Vitamin A und Zink wurden den Kindern verordnet, worauf sich ihre Reaktionslage zusehends normalisierte. Gleichzeitig bildete sich beim einen Kind eine Hyperkeratose, das ist eine abnorme, vermehrte Hornhautbildung auf beiden Handflächen, und beim anderen eine Fehlstellung des Oberkiefers zurück. Als die genannten Medikamente ungefähr fünf Wochen lang nicht gegeben wurden, hörte das Wachstum des Oberkiefers wieder auf, und plötzlich trat auch eine Allergie auf Wasser auf. Neuerliche Vitamingaben behoben diese Krankheitszeichen rasch wieder.

Fall IV
Seit acht Jahren litt der Patient an Extrasystolen. Vor drei Jahren nahm er ein herzwirksames Medikament ein. Die Extrasystolie wurde dadurch nicht beeinflußt, es trat aber eine starke depressive Verstimmung auf. Nachträglich las der Patient im Waschzettel des Medikaments, daß es als Nebenwirkung Depressionen hervorrufen kann. Daraufhin konsultierte er mehrere Medizinprofessoren der verschiedensten Fachrichtungen. Ein berühmter Psychiater (Professor Kielholz, Basel) führte die Depression auf Gallensteine zurück und riet zur operativen Entfernung. Der Patient befolgte den Rat rasch. Vor und nach der Operation durfte der Patient insgesamt vier Tage nichts essen. Hernach ging es ihm so gut wie schon lange nicht mehr. Als er dann wieder Tee mit Zucker trinken durfte und mit Zucker beschichtete Dragees einnahm,, ging es ihm schlechter als zuvor: Schlaflosigkeit, Kopfweh, Angst, Depression.
Der Patient zu seinen Krankenhaus-Ärzten:

„Da muß doch irgend etwas mit meiner Nahrung dahinter stecken."
Die Ärzte wollten dies nicht so sehen und urteilten über ihn:
„Psychisch neigt der Patient ausgeprägt zur Selbstbeobachtung und krankhafter Überbewertung harmloser vegetativer Erscheinungen, wie Schwitzen über Nacht bei überheiztem Raum."
Auch ein Vierteljahr nach der Operation war keine Besserung zu erkennen. Da bekam der Patient durch Zufall das Buch „Allergie gegen Nahrungsmittel und Chemikalien" des englischen Psychiaters und Klinischen Ökologen Richard Mackarness in die Hände. Dort fand er seine Symptome, die in Verbindung mit bestimmten Nahrungsmitteln gebracht wurden, sehr treffend beschrieben. Er befolgte die Diätvorschriften aus dem Buch, d. h. er mied bestimmte Nahrungsmittelgruppen mehrere Tage lang. Nach dieser Karenzzeit riefen die betreffenden Nahrungsmittel die für ihn typischen allergischen Symptome, nämlich Extrasystolen und Depression, hervor.

Die Erkenntnisse der Orthomolekularen Medizin und Klinischen Ökologie werden nicht beachtet

Nachdem sich der Patient (Fall IV) gemäß dem Buch Mackarness's klinisch-ökologisch als „sein eigener Arzt" geheilt hatte, trat er an einige seiner Vorbehandler heran. Sein Kardiologe meinte, daß in der Fachliteratur nichts über den Zusammenhang zwischen Allergien und Extrasystolen stehe. Sein Psychiater konnte immerhin einen einzigen Fall aus seinem 35jährigen Berufsleben nennen, in dem eine Allergie die Ursache einer Depression gewesen sei.
Nach der Heilung der Patientin (Fall II) schrieb ihr Vater an den Leiter eines großen psychiatrischen Krankenhauses:
„Ich möchte mir den Vorschlag erlauben, die Ernährung Ihrer Patienten auf unprozessierte, also chemisch unbehandelte Nahrung umzustellen. Dazu käme noch der Vorteil, daß Sie wegen der eigenen Landwirtschaft hochwertiges Gemüse und Obst durch Umstellung auf biologischen Anbau erzeugen können. Wie ich gehört habe, soll unprozessierte Nahrung den Heilprozeß günstig beeinflussen."
Er erhielt die Antwort:
„...für Ihren Brief danke ich Ihnen bestens. Die Verabreichung unprozessierter Nahrung ist natürlich eine finanzielle Frage, die ich nicht lösen kann. Eine derartige Umstellung wäre in staatlichen Kliniken nur denkbar, wenn sie von der Regierung angeordnet wird."
Dr. Kohlmeier, der von sich sagte: *„Ich fühle mich hier als Vertreter der*

Schulmedizin", relativierte die Kritik an der etablierten Medizin. Er verwahrte sich dagegen, daß das Establishment grundsätzlich obstruktiv sei. Frau Dr. Shriftman verkörpere hinsichtlich dessen das beste Beispiel. Sie habe nämlich für ihre Erforschung orthomolekularer Zusammenhänge bereits die dritte Förderung von offizieller Seite in den USA erhalten. Auch stimme nicht, daß in Deutschland gar keine entsprechenden Labortests durchgeführt werden könnten. Es gebe eine ganze Reihe von Institutionen, insbesondere in Gießen und Bonn, die diese Tests hauptberuflich durchführten. Er sei darüber hinaus zuversichtlich, daß Vitaminsupplementation durchgeführt würde, soweit notwendig, da sie ja nicht einmal besonders teuer sei. Nur müsse man diese Sache noch reifen lassen und weitere Erfahrungen sammeln.
Es wurde das Argument dagegen gehalten, daß die Erfolge der Orthomolekularen Psychiatrie bereits seit dreißig Jahren bekannt und hinreichend dokumentiert seien. Es gebe allerdings in der Tat Gründe seitens verschiedener Interessengruppen, die dokumentierten Erfolge zu verleugnen.
Dr. Kapuste:
„Sie dürfen nicht vergessen, daß eine ‚chronische Behandlung' einer heilbaren Krankheit für die pharmazeutische Industrie viel mehr Gewinn bringt als die Heilung der Krankheit."

Biochemische Grundlagen und die Frage der Dosierung

Der Krankenbericht des Patienten (Fall IV) löste eine Diskussion über mögliche biochemische Zusammenhänge zwischen Nahrung und Allergie aus. Professor Pfeiffer und Dr. Lester kamen insbesondere auf die Rolle des Zuckers und des Glutens aus dem Weizen zu sprechen.
Verblüffend an der orthomolekularen und klinisch-ökologischen Denkweise ist nun die Vorstellung, daß auch im Bereich des zentralen Nervensystems, besonders im Gehirn, allergische Reaktionen ablaufen und somit Verhaltensänderungen bewirken können. Man spricht dann von zerebralen Allergien.
Der Patient (Fall IV) reagiert z. B. auf Zucker mit Leistungsabfall und Verhaltensänderungen. Das heißt nun aber nicht, daß Zucker der unmittelbare Auslöser sein muß. Die wirklichen biochemischen und molekularen Wechselwirkungen im Organismus sind wahrscheinlich sehr viel komplexer und erst in den Anfängen erforscht.
Dr. Lester:
„Wenn es Ihnen nach Zuckergenuß schlecht geht, kann dies auch durch eine Infektion des Körpers mit bestimmten Hefepilzen (Candida) ausgelöst sein,

die ja bekanntlich durch Antibiotika, Cortison und Zucker stimuliert werden. Die Kohlenhydrate, die wir essen, regen die Hefepilze in unserem Körper zum Wachstum an, und ihre giftigen Stoffwechselprodukte (Toxine) lösen Krankheitssymptome aus."

Frau Dr. Calatin:

„Allerdings könnte eine direkte Zuckerallergie von einer indirekten durch die Zeitspanne, die zwischen der Zuckeraufnahme und dem Symptomausbruch liegt, unterschieden werden. Denn bei einer direkten Zuckerallergie müßten die allergischen Symptome meist sofort – nach einigen Minuten – auftreten. Bei einer Candidainfektion sollte die Reaktion später beginnen, da der Hefepilz den Zucker erst einmal verstoffwechseln und wachsen muß."

Aber auch diese Interpretation hat ihre Tücken, wie das folgende verblüffende Beispiel zeigt. Dr. Lester zitierte Dr. Lawrence Dickey, der von einem Patienten berichtet, der jeden Abend Whisky trank, um einschlafen zu können, aber mit einem Kater (hang over) aufwachte. Sämtliche Weizenprodukte einschließlich Whisky wurden ihm entzogen. Anstelle des Whisky's bekam er eine entsprechende Menge Branntwein. Nach einer Woche war er von seinen Schlafstörungen befreit. Dann gab man ihm fünf Scheiben Weißbrot. Nach zwanzig Minuten war er wie betrunken und torkelte durch den Raum. Es würde sich also die Frage ergeben: Hat die Hefe den Weizen innerhalb von zwanzig Minuten umgesetzt?

Bei der Unverträglichkeit von Weizen spielten noch eine ganze Reihe anderer Faktoren eine wichtige Rolle, z. B. das Gluten, ein Klebereiweiß, das sich aus Gliadin und Glutenin zusammensetzt. Aber wie im obigen Beispiel des Zuckers sei der kausale Zusammenhang zwischen Glutenin und allergischer Reaktion noch nicht eindeutig geklärt. Es sei überraschend, daß eine Kommunionshostie (aus Weizenmehl) die zerebrale Allergie, also schizophrene Verhaltensweisen und Depressionen auslöse, während zwei Gramm pures Weizengluten, beim selben Patienten oral verabreicht, keinerlei pathologische Wirkung zeige. Um den gleichen allergischen Effekt zu erzeugen, hätten zwanzig bis dreißig Gramm Weizengluten verabreicht werden müssen. Somit werde deutlich, daß es sich bei der Glutenüberempfindlichkeit nicht um eine klassische allergische Reaktion handele, sondern um ein noch weitgehend unerforschtes biochemisches Fehlverhalten des Organismus.

Dem herkömmlichen Verständnis von Allergie zufolge werden Allergene immer im Zusammenhang mit der Bildung spezifischer Immunglobuline gesehen. Speziell das Immunglobulin E (IgE) kann an den verschiedensten Orten des Körpers Histamin freisetzen. Das Histamin schließlich erzeugt typische allergische Reaktionen, wie einen Asthmaanfall, Schleimhaut-

schwellung, Juckreiz oder Erscheinungen des rheumatischen Symptomenkomplexes.
Professor Pfeiffer gab ferner zu bedenken:
„Vielleicht hängt die Reaktion auch vom Darm ab und von dem, was er angeboten bekommt, und unterscheidet sich somit von einer klassischen Allergie. Wir wissen eben noch zu wenig über Glutenüberempfindlichkeit.“
Ein weiteres Problemfeld stellt die Dosis des Allergens dar. Dies kommt durch folgenden Diskussionsbeitrag zum Ausdruck: Es gebe Menschen, die bei einer bestimmten Menge eines Nahrungsmittels eine allergische Reaktion entwickeln, die man mit einer kleinen Menge desselben Nahrungsmittels zum Abklingen bringen kann.
Dr. Lester:
„Aus diesem Blickwinkel heraus läßt sich folgende Allergiebehandlung ableiten: Wenn Sie gegen etwas allergisch sind, nehmen Sie eine kleine Menge davon, und die Reaktion wird wahrscheinlich aufhören.“
Dr. Lester machte dies mit einem Beispiel deutlich:
„Wenn eine stillende Mutter etwas gegessen hat, was der Säugling nicht verträgt, und somit Schreikrämpfe ausgelöst werden, soll man einen Teelöffel Muttermilch mit vier Löffeln Mineralwasser verdünnen und dann drei Tropfen unter die Zunge verabreichen. Wenn das nicht hilft, soll man weiter verdünnen, bis schließlich die Reaktion aufhört.“
Das Gespräch über die Dosisfrage gipfelte in der Feststellung, daß intensiver nachgeforscht werden müsse, warum eine bestimmte Menge Nahrungsmittel eine allergische Reaktion hervorrufe und weshalb sie eine andere Dosis wieder zum Abklingen bringe.
Ein vom Organismus aufgenommenes Allergen kann also einerseits als Krankheitsauslöser fungieren, auf der anderen Seite aber auch als Therapeutikum wirken. Im letzteren Fall spricht man von einer neutralisierenden Dosis. Die Schwierigkeiten, die sich aus diesem therapeutischen Ansatz ergeben, liegen auf der Hand. Von jedem Allergen, das können in extremen Fällen beliebig viele sein, müßten neutralisierende Dosen hergestellt werden. Glücklicherweise reicht es oft aus, die neutralisierende Dosis eines Hauptvertreters einer Stoffgruppe, z. B. Alkohol (Äthanol) für alle Kohlenwasserstoffe, etwa Benzin oder Dieselöl, zu verabreichen, um die gesamte allergische Reaktionslage bis zu einem gewissen Grad in den Griff zu bekommen.

Beispiele für die Rolle einiger Vitamine und Spurenelemente

Die Vertreter der Orthomolekularen Medizin äußerten, daß bei allergischen Patienten die Toleranz gegenüber vielen Nahrungsmitteln durch die Gabe von Zinkverbindungen erhöht werden könne. Es sei bekannt, daß Zink T-Lymphozyten, die zu den weißen Blutkörperchen gehören und eine wichtige Funktion im Immunsystem haben, aktiviere. Zink, ein lebenswichtiges Spurenelement, wird im Körper durch Kupfer verdrängt. Professor Pfeiffer berichtete, daß im amerikanischen Trinkwasser so viel Kupfer enthalten sei, daß dieses Element dem Organismus anderweitig nicht mehr zugeführt werden müsse.
Leider enthielten die Vitaminpräparate mit Spurenelementen auch Kupfer. Die Orthomolekularen Mediziner lehnten daher die gängigen Vitaminpräparate ab.
Professor Pfeiffer:
„Bei 15 000 Patienten haben wir nur zwei gefunden, die einen Kupfermangel aufwiesen."
Ein zu hoher Kupferspiegel, also eine Kupferintoxikation, erzeuge Verhaltensveränderungen, die als Schizophrenie bezeichnet würden.
Der Begriff „Schizophrenie", medizin- und sprachgeschichtlich mit „gespaltenes Zwerchfell" zu übersetzen, sei ein sehr unglücklicher Name. Seine Übersetzungen „Persönlichkeitsspaltung" und „Spaltungsirresein" seien ganz merkwürdige Begriffsbestimmungen.
Dr. Lietha:
„Man muß in der Anwendung solcher historischer Begriffe sehr vorsichtig und sich darüber bewußt sein, wie beschränkt ihr therapeutischer Nutzen sein kann."
Professor Schipperges folgert:
„Wir müssen entweder einen anderen Namen finden, oder wir sollten deutlich erklären, was wir nicht unter Schizophrenie verstehen."
Die Orthomolekularen Mediziner äußerten sich zur Begriffsschwierigkeit der Schizophrenie so: Auf diese schwammigen Begriffe könne verzichtet werden. Überhaupt seien neue Begriffe nur zu rechtfertigen, wenn mit ihrer Schöpfung gleichzeitig eine Verbesserung der Behandlungsmethoden einhergehe. Insofern seien Begriffe, die mit biochemischen Sachverhalten korrelieren, philosophisch spekulativen vorzuziehen. Man müsse sich also um die molekularen Ursachen bemühen.
Das klinische Wörterbuch Pschyrembel bezeichnet als „Schizophrenie" eine endogene Psychose mit noch völlig ungeklärter Entstehung. Die Orthomolekularen Mediziner stimmen dem nicht zu. Sie hätten viele bio-

chemische Charakteristika erforscht, etwa Nikotinsäuremangel, Schwankungen im Zuckerstoffwechsel, zu hohen oder zu niedrigen Histaminspiegel oder übermäßige Ausscheidung von Kryptopyrrol mit dem Urin, die bei schizophrenen Patienten hätten nachgewiesen werden können. Die genannten Laborparameter führten zu den neuen Begriffen: Histadelie- und -penie, Pyrrolurie und zerebrale Allergien. Die detaillierte Einteilung gibt die Tabelle auf Seite 31 wieder.
Professor Pfeiffer:
„Mit diesen neuen Begriffen geht eine bessere Behandlung der Verwirrtheitszustände einher."
Nicht alle Anwesenden teilten uneingeschränkt die sehr biochemische Denkweise der Orthomolekularen Mediziner. Dr. Kohlmeier fand bedenklich, daß ein isoliertes Laborergebnis zu sehr im Vordergrund stehe und der Mensch in seiner Ganzheit und biochemischen Komplexität derart nicht erfaßt werden könne.
Dr. Rohen drückte dies mit den Worten aus:
„Auch wenn wir einwandfreie und reproduzierbare biochemische Befunde bei Schizophrenen finden, können wir nicht von vornherein von Kausalfaktoren reden, da es sich um ein multifaktorielles Geschehen handelt. Das heißt, wir müssen die Biochemie mehr und mehr in einen festen psychopathologischen Bezugsrahmen hineinstellen lernen, wenn wir die chemischen Befunde differenzierter interpretieren lernen wollen."
Dr. Rosenlöcher wies auf die Forderungen des Physikers Dr. Popp hin, wonach die Ernährung und Kommunikation jeglicher Zellen, ob im großen Zeh oder im Gehirn, durch die gleiche Art von physikalischen Phänomenen erklärbar sei, nämlich durch Speicherung und Emission von Biophotonen.
Minitzki:
„Biophysik und Biochemie sind aber in Wahrheit gar nicht so weit voneinander entfernt, wie es vielleicht beim ersten Hinsehen scheint. Im Zwischenhirn-Hypophysen-Bereich gehen entscheidende informatorische Vorgänge für die Befindlichkeit und das Verhalten vor sich. Dort ist der Sitz äußerst komplexer neuroelektrischer und hormonell stofflicher Wechselwirkungen. In diesem Bereich kann man selbstverständlich ortho- und organmolekular eingreifen."
Diese Verknüpfung der Biophysik und Chemie führte das folgende Beispiel fort. Im Hippokampusbereich, einer bestimmten Region des Gehirns, lasse sich Zink nachweisen. Mit Zink wiederum könne der Histaminspiegel beeinflußt werden. Betrachte man die Histamintheorie zusammen mit der Wirkung der Spurenelemente, hier Zink, so ahne man die Wichtigkeit dieses vegetativen Zwischenbereichs, des Hippokampus nämlich, als Vermittler zwischen Gehirn und Körper.

Orthomolekulare Laboratoriumsdiagnostik

Gesetzt den Fall, ein in Deutschland praktizierender Therapeut entscheidet sich dafür, die Orthomolekulare Medizin in seinen Praxisalltag mitaufzunehmen, ließe sich dieses überhaupt ohne Schwierigkeiten durchführen?

Dr. Kohlmeier:

„Wir brauchen kein Untersuchungsmaterial in die Schweiz oder USA zu schikken. Diese Tests stehen hier zur Verfügung. Sie kosten natürlich eine ganze Menge Geld."

Die Geldfrage sei natürlich auch für den einzelnen Patienten von Bedeutung, da die orthomolekularen Verfahren von den gesetzlichen Krankenkassen und Ersatzkassen noch nicht übernommen würden. Dies sei aber verständlich. Wenn wir nicht etablierte Therapien in Anspruch nehmen, fuhr er fort, müsse durchaus auch der Aufwand dafür selber getragen werden.

Eine Kostensenkung ist nur dann möglich, wenn die Labors mit orthomolekularem Untersuchungsmaterial in einem weitaus höheren Maße als jetzt frequentiert werden. Genau hierin besteht die eigentliche Schwierigkeit. Erstens ist die Anzahl der Therapeuten, die mit den orthomolekularen Fragestellungen vertraut sind, in Deutschland „an den Fingern einer Hand abzuzählen", und zweitens entsprechen in deutschen Labors die Analysenverfahren zur Vitamin- und Polyaminbestimmung bei weitem nicht den tatsächlichen Erfordernissen. Auf Anregung Dr. Rohens hat sich Professor Kleine, Biochemiker aus Marburg, mit der orthomolekularen Laboratoriumsdiagnostik beschäftigt und kam zu dem Ergebnis, daß bei der Vitamin- und Histaminbestimmung keine eindeutigen Ergebnisse zustande kommen. Professor Kleine, so Professor Pfeiffer, habe eben noch nach veralteten Methoden aus dem Jahre 1963 gearbeitet, mit der Spermidin noch nicht vom Histamin abgetrennt werden konnte. Man habe damals abnorm hohe Histaminspiegel bekommen. Jetzt verfüge man aber über eine sichere Methode der Histaminbestimmung. Die moderne Polyaminbestimmung, die exakte quantitative Aussagen auch über Spermin und Spermidin erlaube, habe sogar noch einen sehr angenehmen Nebeneffekt mit sich gebracht. Sie mache gleichzeitig den aufwendigen mehrstündigen Glukose-Toleranz-Test überflüssig, da ein niedriger Sperminspiegel ein Indikator von Hypoglykämie sei. In Europa führt derzeit nur das Labor der Antistreß AG in Rapperswil in der Schweiz die beschriebenen Analysenverfahren routinemäßig durch. Es könne zuverlässig fast alle orthomolekularen Parameter analysieren.

In Tabelle 1 auf S. 82 sind die Parameter dargestellt, die untersucht werden können. In Tabelle 2 (S. 82) werden den Parametern die entsprechenden Krankheitsbilder zugeordnet.

Diät als Therapie

In seinem Buch „Heilwirkungen von Nährstoffen" sagt Dr. Burgerstein: „Ohne individuelle Nährstoffmängel zu erkennen, kann keine Behandlung beginnen." Von den Möglichkeiten, solche Nährstoffmängel zu erkennen, handelten vorangegangene Kapitel. Nach Professor Linus Pauling versteht man unter Orthomolekularer Medizin die Erhaltung guter Gesundheit und die Behandlung von Krankheiten durch Veränderung der Konzentration von Substanzen im menschlichen Körper, die normalerweise im Körper vorhanden und für die Gesundheit erforderlich sind. Die Behandlung besteht in der Verordnung spezieller orthomolekularer Medikamente und Diäten. Das heißt, „die Ernährung, deren gründliches Studium von der klassischen Medizin vernachlässigt worden ist, spielt in der Orthomolekularen Medizin eine dominierende Rolle. Die Entwicklung dieses medizinischen Gebietes wird, so glauben wir, eine friedliche Revolution des medizinischen Denkens bewirken." Dies ist in dem 1977 erschienenen „Handbuch der Orthomolekularen Medizin für Ärzte" der Autoren Williams und Kalita nachzulesen. Daß die von den Autoren beschworene Revolution noch nicht stattgefunden hat, zeigt eine Tatsache, auf die Frau Kieffer hingewiesen hat. In den meisten schulmedizinischen Kliniken, die sie kenne, könnten sich die Patienten ohne Schwierigkeiten Zigaretten, Instantkaffee, Cola und Süßigkeiten besorgen. Ein großer Anteil der Mahlzeiten bestehe aus isolierten Kohlenhydraten (z. B. Nudeln, Feinmehlprodukte), die zum Krankheitsbild der Hypoglykämie führen können.
Es sei sicher von Bedeutung, daß alle für diese Nahrungs- und Genußmittel benötigten Pflanzen mit hochtoxischen Mitteln (Pestizide, Konservierungsmittel) behandelt werden, die ja mitverzehrt werden und die sich beim Inhalieren von Zigarettenrauch besonders intensiv auswirken müssen.
In dem Fernsehfilm von Frau Dr. Cornelia Hoppe „Umwelt – Fluch mit tausend Gesichtern – Revolutionäre Erkenntnisse der Klinischen Ökologie", der zur Eröffnung des Rundgespräches gezeigt wurde, findet sich der Hinweis, daß die ausgeklügelten Methoden der Industrialisierung auch vor der Nahrungsmittelproduktion nicht halt machten. Die Nahrung würde immer weiter zerlegt, mit Schönungsmitteln und Geruchsstoffen versetzt. Neue Kunstprodukte entstünden, denen Vitalstoffe fehlten.

Professor Schipperges stellt die Frage, ob es in älteren Kulturen Eßgewohnheiten gegeben habe, die den Bedürfnissen des Organismus gerechter geworden seien.
Professor Schipperges:
„Die Geschichte der älteren Diätetik wie auch der neueren Hygiene ist überreich an Modellen für eine Ernährungskultur. Dabei fällt allerdings auf, daß die Kultur von Speise und Trank in den älteren Systemen nirgendwo isoliert betrieben wurde, vielmehr bei allen Details eingebunden blieb in den psychosozialen Kontext, in eine allgemeine Gesundheitslehre und damit auch in ein übergeordnetes und verbindliches Bezugssystem. Dies wird sofort deutlich, wenn wir einmal nach den Quellen bohren, wo wir schließlich dann auch auf die Ursprünge unserer Diät, was in der alten Medizin die Lebensordnung insgesamt bedeutet hat, stoßen werden."
Diesem alten Verständnis von „diaita", welche die gesamte, also auch alltägliche, Lebensweise einschloß, steht die neue Auffassung von Diät als „einer von der üblichen Ernährung abweichenden Kostform zur Vorbeugung und Behandlung von Erkrankungen" (Pschyrembel) gegenüber. Dies ist auch gleichbedeutend mit der Tatsache, daß der moderne Mensch eine Ernährungsumstellung nur dann für notwendig erachtet und sich entschließt, gesund zu leben, wenn er durch Krankheit in eine außergewöhnliche Situation kommt.
Wie das Individuum, so steckt jetzt die gesamte Gesellschaft in einer Ernährungskrise. Selbst wer sich aus eigenem Antrieb möglichst frei von chemischen Zusatzstoffen und Verunreinigungen ernähren will oder es aus Krankheitsgründen muß, wird auf Schwierigkeiten stoßen. Gewiß, es gibt den biologischen Landbau, hier und da entstehen „Naturkostläden". Sie alle aber haben es schwer, völlig schadstofffreie Nahrungsmittel zu beschaffen. Die Hauptursache dafür ist hinlänglich bekannt. Das Stichwort ist die Umweltverschmutzung. Dr. Siefert trug dazu ein extremes Beispiel vor.
Sein organisch-biologisch bewirtschaftetes Gartengrundstück in Größe von 2700 qm wurde eines Tages ohne sein Zutun und Wissen mit dem Herbizid Tormona 100 (2,4,5-T, dioxinhaltig, in Dieselöl gelöst) in großen Mengen kontaminiert. Zuerst entlaubten sich die Obstbäume.
Er selbst und seine Familie erkrankten schwer: Starke Blutdruckschwankungen, Herzrhythmusstörungen, Angstzustände, Gedächtnisverlust, Depressionen hielten monatelang an. Auch nach dem Abtragen von zwei Tonnen Erde war das Herbizid noch im Boden nachzuweisen. Herr Siefert wandte sich mit seinem Fall an Ärzte, toxikologische Institute und an das Bundesgesundheitsamt. Letzteres sah keinen Zusammenhang zwischen

den Krankheitserscheinungen und dem „verhältnismäßig harmlosen" Herbizid. Daß Herbizide und andere Pestizide jedoch einschneidende Gesundheitsstörungen auslösen können, haben die Ärzte der Klinischen Ökologie in tausenden von Fällen nachgewiesen. Die besondere Crux vieler Pestizide besteht darin, daß sie nur sehr langsam wieder aus dem Körper ausgeschieden werden, so daß sie sich im Laufe der Zeit in den Geweben anhäufen. Unbekannt sind auch die Auswirkungen unerforschter Abbaustufen und Kombinationen mit anderen Wirkstoffen und Medikamenten. Es gibt bis jetzt noch kein Mittel, ihre Ausscheidung zu beschleunigen.

Professor Warning wollte diese Ereignisse unter dem Oberbegriff der toxischen Gesamtsituation sehen. Er als Arbeitsmediziner glaube, daß es sich hier um ein Paradebeispiel für die Zerstörung des Lebensraumes handele. Die chemische Zeitbombe werfe schwerwiegend die Existenzfrage des menschlichen Organismus auf. Wir befänden uns in den technisch besonders hoch entwickelten Staaten in einer Alarmsituation menschlichen, tierischen und pflanzlichen Überlebens. Die prozessierte, mit Zusatzstoffen versehene und schließlich vergiftete Nahrung bedeute eine große Einschränkung und Beeinflussung der Urquelle unseres Energienachschubes. Die zentralen Organe unseres Organismus, darunter auch unser Gehirn, würden auf eine heimtückische Art und Weise beeinflußt.

Frau Kieffer zitierte sinngemäß aus Dr. Pfeiffers Buch „Total Nutrition":

„Natürlich enthält eine ideale ausgewogene Ernährung alle Spurenelemente in ausreichenden Mengen. Aber wir stehen vor der Tatsache, daß es sie nicht mehr gibt, wegen der industrialisierten Nahrungsmittelverarbeitung, falschen Kochmethoden und der Bodenauslaugung durch industrialisierte Landbaumethoden; dies letztere trägt wahrscheinlich die Hauptschuld."

Informationen für Ärzte und Patienten bei uns:

Ein zentrales Anliegen des Rundgespräches war, wie die Gedanken der Orthomolekularen Medizin und Klinischen Ökologie im deutschsprachigen Raum einer breiteren Öffentlichkeit bekannt gemacht werden könnten.

Herr Kieffer:

„Ich möchte den Sinn des Rundgespräches auch so verstanden wissen, daß wir ganz bewußt einer Sache, die bisher in Deutschland keine oder nur eine geringe Chance gehabt hat, aufgrund unserer Unabhängigkeit eine neue zusätzliche Chance geben."

Dafür, daß grundlegende Information auf diesem Gebiet nottut, könnte der Umstand gewertet werden, daß viele Mediziner, für die die o. g. Richtungen Neuland bedeuteten, der Einladung nicht Folge leisteten. Dies bedauerten die Veranstalter des Rundgespräches sehr, da sie ja gerade diejenigen ansprechen wollten, die auf den behandelten Gebieten noch wenig informiert seien.

In Amerika, dem Ausgangsland dieser Richtungen, und England gibt es bereits mehrere Einrichtungen dieser medizinischen Sparte. Allein die *Academy of Orthomolecular Psychiatry* gibt vier Fachzeitschriften, z. B. *The Journal of Orthomolecular Psychiatry,* heraus. Außerdem gibt es die *International Academy of Preventive Medicine,* die mit der o. g. Einrichtung zusammen jährlich einen großen Kongreß durchführt. Auch die *Society for Clinical Ecology* publiziert ein Fachorgan. In England ist die *Action Against Allergy* sehr aktiv. In Deutschland gibt es nunmehr seit 1982 den *Förderverein Medizinische Ökologie.* Publikationen in deutscher Sprache sind in Vorbereitung.

Während eines Kongresses über die Thematik Klinische Ökologie im Jahre 1981 in Berlin, zu dem namhafte Vertreter dieser medizinischen Richtung aus Amerika angereist waren, wurden die Methoden der Klinischen Ökologie von den schulmedizinisch orientierten deutschen Allergologen hart attackiert. Die etablierten Allergologen lehnen die Klinische Ökologie und Orthomolekulare Medizin in der Regel strikt ab. Diese Haltung bekommt auch der Patient, der sich nach einer dieser Therapien erkundigt, zu spüren.

Frau Kieffer hielt es für richtig, die Aufklärung von „unten" her zu betreiben. Sie begründete ihre Auffassung mit Erfahrungen, die sie als Vorsitzende des Kuratoriums der Stiftung Ökologischer Landbau machte: *„Wir haben viel Energie verschlissen, Wissenschaftler oder Regierungsrepräsentanten überzeugen zu wollen. Nach unseren bisherigen Erfahrungen ist es wirksamer, direkt den Betroffenen zu helfen."*

Tabelle 1:
Beispiel für eine Serumanalyse (Formular der Antistress AG Rapperswil)

Auftraggeber:

Name des Patienten: Entnahme-Datum:

Jahrgang: Eingang: Auftrags-Nr.

Analysen	Resultate	Referenzwerte
Histamin		40–70 ng/ml
Spermin		1.50 mcg/ml
Spermidin		0.90 mcg/ml
Kupfer		80–120 mcg%
Zink		90–120 mcg%
Eisen		50–130 mcg%
Mangan		10–20 mcg/l
Aluminium		–30 mcg/l
Blei		–40 mcg%
Quecksilber		–20 mcg/l
Kryptopyrol (Urin)		10 mcg%

Datum der Untersuchung: Visum:

Tabelle 2: Untersuchte Parameter und zugeordnete Krankheitsbilder

Untersucht werden diverse biogene Amine im Vollblut, so
- *Histamin* (fragliche Allergien, Depressionen des Histadelie-Typs und psychotische Zustandsbilder)
- *Spermin* (ein sehr nützlicher Test auf funktionelle Hypoglycämie, der den aufwendigen 5-Stunden-Glucosetoleranztest zu ersetzen vermag)
- *Spermidin* (Darm-, Leber- und Pankreaserkrankungen, sowie Malabsorption - Screeningtest)

Ein weiteres Schwergewicht bilden die Analysen von Spurenelementen im Serum oder Vollblut, wie:
- *Zink* (Mangel bei sog. Pyrrolurie-Depression, bei kindlichem Autismus, bei diversen Hautkrankheiten, verzögerter Geschlechtsreifung u. a.)
- *Kupfer* (Überschuß bei Depression oder Psychose des Histapenie-Typs, bei Hyperaktivität von Kindern, bei Migräne, Arthritis u. a.)
- *Mangan* (Mangel bei Hypoglykämie, Senilität, tardiver Dyskinesie, Depression, Autoimmunerkrankungen, Herzrhythmusstörungen u. a.)

Überdies werden toxische Metalle im Blut untersucht, etwa:
- *Aluminium* (vorzeitige Senilität)
- *Blei* (Hyperaktivität von Kindern)

„Last but not least“ die Untersuchung des sogenannten Malvenfaktors im Urin:

- *Kryptopyrrol* (Indikator der Pyrrolurie; eine der Porphyrie verwandte, aber wesentlich häufigere Stoffwechselstörung, die sich vor allem in Depression, Derealisation oder auch sozial extremem Verhalten Adoleszenter äußert. Diese Störung ist häufig Streß-induziert und auch therapeutisch angehbar.)

Die Metalluntersuchungen können natürlich auch in anderen Medien gemacht werden, was z. B. bei Kupferüberschuß (Untersuchung des Trinkwassers) oder auch bei Bleiintoxikation (Untersuchung der Haare) angezeigt sein kann.

Schlußwort

Anne Calatin

Das 13. Kaiserslauterer Rundgespräch bot Gelegenheit, neue und in der Schulmedizin noch ungewohnte Denk- und Arbeitsweisen bei der Therapie psychischer Erkrankungen kennenzulernen.

Orthomolekulare Medizin und *Klinische Ökologie,* aus sehr verschiedenen Ausgangspositionen entstanden, sind zu ähnlichen und einander ergänzenden Ergebnissen gekommen. Beide sind primär physiologisch-biochemisch orientiert und haben in vielen erfolgreichen Behandlungen nachgewiesen, daß eine große Zahl psychischer Erkrankungen (vor allem sogenannte „endogene") durch Anomalien und Störungen im Stoffwechsel, im Chemismus des Körpers, verursacht wird. Die beiden Richtungen stehen damit in gewissem Gegensatz zum „psychosomatischen" Konzept (ohne jedoch die Existenz echt psychogener, d. h. durch seelische Konflikte entstandener Erkrankungen zu negieren!).

Im Rahmen der Diagnose wird ein „biochemisches Profil" des Patienten erarbeitet, bzw. seine individuellen Reaktionen auf Nahrungsmittel und Umweltchemikalien werden getestet. In der Therapie deckt man Symptome nicht zu, sondern versucht, ihre Entstehung möglichst am Anfang der Kausalkette zu verhindern, indem man das im Stoffwechsel Fehlende zugibt und Störendes (Allergene, toxische Schwermetalle usw.) entfernt.

Freilich ist auch das keine „Heilung", denn die Patienten mit Stoffwechsel-Anomalien (ob angeboren oder erworben) müssen „ihre" Mineralien und Vitamine dauernd einnehmen, Allergiker müssen „ihre" Allergene (z. B. Weizen, Kuhmilch, bestimmte Umweltchemikalien) tunlichst meiden oder sich von Zeit zu Zeit desensibilisieren lassen, sonst kehren die Krankheitssymptome zurück.

Doch ist dies eher biochemische „Feinmechanik", ohne schädliche Neben- und Nachwirkungen, sondern sogar mit positiver Wirkung auf die gesamte Vitalität, während bei den üblich verordneten Psychopharmaka die Berichte über fatale Neben- und Spätfolgen (oft irreversible!) immer häufiger werden.

Histamin, ein biogenes Amin und Gewebshormon, scheint eine Schlüsselsubstanz bei Störungen des psychischen Gleichgewichts zu sein. Interessant ist die Tatsache, daß antidepressive Psychopharmaka wie z. B. Valium den Antihistaminika chemisch eng verwandt sind. Das ist sozusagen eine stillschweigende Bestätigung der biochemischen Kausalität psychischer Störungen.

Bedeutsam ist die Erfahrung, daß jeder Mensch (und Patient) nicht nur eine unverwechselbare geistig-seelische Persönlichkeit ist, sondern auch „biochemische Individualität" besitzt. Diese Grundlage der Therapie in der Orthomolekularen Medizin und der Klinischen Ökologie erfordert intensives Eingehen auf den einzelnen Patienten.
Depressionen und Verhaltensstörungen treten in den industrialisierten Ländern immer häufiger auf, ebenso Allergien. Besonders die Klinische Ökologie verbindet diese Tatsache mit der zunehmenden chemischen Verseuchung unserer Umwelt. Das Substrat, von dem wir alle leben, ist die Erde, der Boden. Alles, was auf dieser Weltkugel produziert und verbraucht wird, kehrt letzten Endes in die Erde zurück; alle Schad- und Abfallstoffe haben wir über kurz oder lang auf unserem Butterbrot. Die industrialisierte Landwirtschaft verarmt den Boden an lebensnotwendigen Spurenelementen und reichert ihn dafür an mit toxischen Substanzen (zum Beispiel Cadmium aus dem Phosphatdünger, Quecksilber aus Saatgut-Beizmitteln, langlebige Pestizide). Unsere Nahrung ist davon ein getreues Spiegelbild. Unser Organismus, lebenswichtiger Faktoren beraubt und mit überflüssigen, meist schädlichen Stoffen überflutet, antwortet mit Störungen, gerade auch im Gehirnbereich (Nervenzellen sind empfindlicher gegen chemische Einflüsse als alle anderen Zellen unseres Körpers; sind sie zugrundegegangen, können sie nicht mehr durch gesunde ersetzt werden).
Wenn wir so weitermachen wie bisher, ist vorauszusehen, daß umweltbedingte Krankheiten, auch psychische, in Zukunft immer mehr und immer schneller zunehmen werden. Die Orthomolekulare Psychiatrie und die Klinische Ökologie haben, aufgrund ihrer diagnostischen und therapeutischen Erfahrungen, feste Vorstellungen darüber, wie man den meisten dieser Schäden von vornherein vorbeugen könnte.

Ergänzung zum Schlußwort

Seit 1982, als die Georg Michael Pfaff Gedächtnisstiftung anläßlich des 13. Kaiserslauterer Rundgespräches versuchte, das Thema „Ernährung und Psyche" von den Erkenntnissen der Klinischen Ökologie und der Orthomolekularen Psychiatrie her zu beleuchten, haben sich beide Gebiete weiterentwickelt. Neue Beobachtungen haben die damaligen erweitert und ergänzt.

Unsere Belastung mit *Umweltchemikalien* erweist sich immer mehr als Ursache ernster körperlicher und geistig-seelischer Störungen.

Mit der Atemluft, dem Trinkwasser und der Nahrung nehmen wir toxische Schwermetalle auf. Unter diesen beeinflußt besonders das Blei die geistigen und seelischen Funktionen. Gemüse und Früchte aller Art sind durch die Luftverschmutzung häufig hoch mit Blei belastet, auch die verschiedenen Getreide enthalten Blei und andere Schwermetalle — vor allem in der Schale und den Randschichten des Korns. Blei reichert sich besonders im Gehirn an und ist selbst mit gezielten Entgiftungstherapien (Chelat-Therapie) kaum mehr daraus zu entfernen. Es wirkt selbst in niedrigen Konzentrationen bei Langzeitbelastung neurotoxisch. In Reihenuntersuchungen an Kindern in den USA, aber auch bei uns stellten sich übereinstimmend Korrelationen zwischen hoher Bleibelastung und niedrigem Intelligenzquotienten (IQ), geringerer Konzentrations- und Lesefähigkeit, erhöhter Hyperaktivität und stärkerer Aggressivität heraus. Im Tierversuch verhielten sich bleibelastete Ratten aggressiver und weniger lernfähig. Für Blei gibt es keine Plazentaschranke: Was die Mutter aufnimmt, wird voll an den werdenden Organismus des Kindes weitergereicht.

Pestizide und damit verwandte Umweltgifte (PCBs, Dioxine) bilden eine Großgruppe von Schadstoffen, von denen viele neurotoxisch wirken. Die Organophosphor-Pestizide (Dichlorvos, Parathion usw.) sind den Nervengasen (chemischen Kampfstoffen) chemisch eng verwandt; ihre Wirksamkeit als Insektizide wurde bei der Entwicklung dieser chemischen Kampfstoffe im Zweiten Weltkrieg „beiläufig" entdeckt.

Wie ärztliche Beobachtungen zeigen, können leichtere wiederholte Vergiftungen oder längere Einwirkung geringer Mengen dieser Stoffe zu bleibenden Schäden des Nervensystems führen, die sich vor allem in Muskelschwäche und Lähmungen, aber auch psychischen Anomalien, schizophrenen und depressiven Zuständen äußern. Dazu genügt oft die übliche Anwendung von Haushalts-Insektiziden (Fliegenstrips, Mückensprays, Garten-Insektiziden). Organophosphor-Pestizide (Alkylphosphate, Phosphorsäureester) und die damit verwandten Carbamate wurden von der

Agrikultur-Chemie als Fortschritt gegenüber den sehr beständigen, nur langsam abbaubaren Organochlor-Pestiziden (z. B. DDT, Lindan) propagiert. Jedoch ist über die Abbauprodukte, ihre Lebensdauer und ihre Wirkungen im Boden, in den Pflanzen und in uns verschwindend wenig bekannt. Vieles deutet darauf hin, daß Abbauprodukte dieser Stoffe oft erheblich giftiger als die Ausgangssubstanz sind. Belastung mit Organophosphor-Pestiziden ist in Blut und Geweben nur kurze Zeit nachweisbar, während Organochlor-Pestizide im Fettgewebe, in der Leber und im Gehirn jahrelang (manchmal jahrzehntelang) gespeichert werden können. Die Serumspiegel der verschiedenen Pestizide entsprechen dabei bestimmten Konzentrationen in den verschiedenen Körpergeweben. Beispiel: Die Konzentration von DDT im Gehirn (weiße Substanz) ist etwa viermal, die Konzentration im Fettgewebe ist rund 300mal so hoch wie der Serumspiegel. Der Biochemiker Dr. John Laseter fand bei Routinetests, daß 99 von 100 Menschen (in den USA) Organochlor-Pestizide in meßbaren Mengen im Serum haben, und zwar durchschnittlich drei bis fünf, manchmal neun verschiedene Substanzen. Patienten der Klinischen Ökologie mit derart gemessener hoher Pestizidbelastung haben fast immer ein geschädigtes Immunsystem und sind zugleich psychisch mehr oder weniger beeinträchtigt. Sie sind oft extrem ängstlich, depressiv und menschenscheu, unsicher und antriebsarm. Im Laufe einer mehrwöchigen Behandlung in einer „umweltkontrollierten“ Krankenhausabteilung, bei streng pestizidarmer Ernährung aus organischem Anbau, verbesserten sich der Immunstatus und zugleich die Ergebnisse psychologischer Tests und die psychische Gesamtverfassung der Patienten, während die Pestizidspiegel im Serum abnahmen.

Eine weitere, vielen Ärzten noch unbekannte Ursache psychischer Störungen ist die systemische Infektion mit dem Hefepilz Candida albicans. Dieser Mikroorganismus kommt normalerweise in der Haut- und Darmbakterienflora der meisten Menschen vor und wird vom Immunsystem und den Darmbakterien unter Kontrolle gehalten. Wenn das Immunsystem geschwächt ist (zum Beispiel durch Langzeiteinnahme von Kortikosteroiden, Zytostatika und Immunsuppressiva) oder die Darmbakterienflora durch Breitspektrum-Antibiotika zerstört ist, ebenso nach längerer Einnahme von Ovulationshemmern („Pille“) und häufigen Schwangerschaften, kann Candida zu wuchern beginnen und den Verdauungstrakt und schließlich andere innere Organe besiedeln. Die Toxine der Candida schädigen das Immunsystem noch weiter und sind die Ursache eines weiten Spektrums von körperlichen und psychischen Beschwerden. Zu den letzteren gehören meist extreme Reizbarkeit, Verwirrtheit, Unruhe und Depressionen, neben

Gedächtnis- und Konzentrationsstörungen und allgemeiner Erschöpfung. Hypoglykämie ist fast immer damit verbunden. Patienten mit Candida-Infektion haben fast immer eine ausgeprägte Zucker- und Süßigkeitensucht und sind nicht selten alkoholsüchtig. Doch gerade von Zucker und leichtverdaulichen Kohlenhydraten lebt der Hefepilz. Die wichtigste Therapiemaßnahme ist daher eine streng kohlenhydratreduzierte Diät, die wegen der allergischen Sensibilisierung gegen Hefe- und Pilzallergene auch frei von Hefeprodukten aller Art (Hefebrot, Alkoholika, Essig, Sauerkraut), Pilzen und Schimmelkäse sein muß.
Selenium ist ein Spurenelement, dessen Bedeutung erst in den letzten Jahren allgemeine Aufmerksamit gefunden hat.
Es ist im Periodensystem der Elemente das höhere Homologe des Schwefels und kann diesen in zahlreichen Verbindungen ersetzen.
In höheren Konzentrationen wirkt es toxisch, vor allem in seinen anorganischen Verbindungen. Doch seine Giftigkeit wurde überschätzt, und frühere Versuche, die auf kanzerogene Wirkung deuteten, haben sich nicht bestätigt. Im Gegenteil, es hat sich herausgestellt, daß ausreichende Versorgung mit Selenium (etwa 100 bis 200 Mikrogramm täglich) die Krebshäufigkeit herabsetzt, vor Herzinfarkt schützen kann und zur vollen Funktion des Immunsystems notwendig ist. Bei rheumatischen Erkrankungen wurde es erfolgreich eingesetzt. Außerdem wirkt es entgiftend bei Schwermetallbelastungen, besonders mit Quecksilber.
Eine solche umfassende Wirkung deutet auf eine „Schlüsselposition" des Seleniums im Zellstoffwechsel hin. Es ist Kofaktor des Enzyms Glutathion-Peroxidase und damit Teil des „Antioxidations-Systems", einer Schutzeinrichtung sauerstoffatmender Zellen gegen die zerstörende Wirkung hochreaktiver Formen des Sauerstoffs, der sogenannten „freien Radikale". Diese entstehen normalerweise laufend bei der Zellatmung und anderen Oxidationsreaktionen. Vermehrt werden sie gebildet bei Immunreaktionen (Infektionen, Allergien, Autoimmunerkrankungen), entzündlichen und degenerativen Erkrankungen (Rheuma, Arthritis), Entgiftung toxischer Chemikalien und durch energiereiche Strahlung (radioaktive und Röntgenstrahlung). Am Antioxidations-System sind noch andere Spurenelemente und essentielle Nährstoffe beteiligt, zum Beispiel das Zink. Es ist Bestandteil des Enzyms Superoxid-Dismutase und Kofaktor eines weiteren Enzyms, der Glukose-6-Phosphat-Dehydrogenase (G6P-DH), die einen wichtigen Wasserstoffüberträger, das NADPH, „zuliefert".
Dr. M. Heinitz, Baden-Baden, konnte bereits 1977 bei einer Untersuchung an chronisch-schizophrenen Patienten zeigen, daß dieses Enzym bei einem

Drittel dieser psychiatrischen Patienten geringer aktiv ist, als bei „normalen" Vergleichspersonen. Durch medikamentöse Gaben von Zink-Aspartat normalisierte sich die Aktivität der G6P-DH innerhalb von wenigen Tagen.

Gerade an den Spurenelementen Selenium und Zink aber verarmen die Böden durch die „konventionelle" Landwirtschaft. Durch die Ernährung mit ihren Produkten werden wir nur knapp und oft nicht ausreichend damit versorgt. Dazu kommt, daß „Umweltstreß" in allen seinen Formen das Antioxidations-System stärker beansprucht und damit unser Bedarf an diesen Spurenelementen über die Norm erhöht ist.

Essentielle Aminosäuren als Vorstufen von Neurotransmittern und „biogenen Aminen" wendet die Orthomolekulare Medizin in zunehmendem Maße an, um Depressionen und andere körperlich-psychische Störungen in den Griff zu bekommen, besonders durch die Aminosäuren L-Tryptophan und DL-Phenylalanin (als Vorstufen des Serotonins bzw. der Katecholamine Adrenalin, Noradrenalin und L-Dopamin). DL-Phenylalanin hat sich auch als wirksames und normalerweise unschädliches Mittel gegen chronische Schmerzzustände erwiesen. Es scheint den Abbau der Endorphine, der körpereigenen schmerzstillenden Substanzen zu verlangsamen.

Unser Wissen um die biochemischen Grundlagen körperlicher und psychischer Störungen nimmt stetig zu. Im selben Maße aber wachsen unsere Belastungen durch unsere chemisch, elektromagnetisch und radioaktiv verseuchte Umwelt. Wir sollten uns besser nicht darauf verlassen, daß die verschiedenen Therapierichtungen uns rechtzeitig Mittel zur Reparatur (vielleicht sogar Gen-Reparatur!) für alle Schäden in die Hand drücken werden. Reparatur ist gut (solange sie noch möglich ist), Vorbeugung durch verantwortliches Handeln ist besser, allem Leben auf der Erde zuliebe.

Teilnehmerliste des 13. Kaiserslauterer Rundgespräches

11./12. November 1982

Moderator:

Prof. Dr. med., Dr. phil. Heinrich Schipperges, Direktor des Instituts für Geschichte der Medizin der Ruprecht-Karls-Universität Heidelberg, Im Neuenheimer Feld 305, 6900 Heidelberg 1, Deutschland; Kuratoriumsmitglied der Georg Michael Pfaff Gedächtnisstiftung, Kaiserslautern (bis Oktober 1987)

Referenten:

Dr. John Lester, 99 Harley Street, London W 1, Großbritannien

Dr. med. Roman Lietha, Zürcher Straße 146, 8640 Rapperswil, Schweiz; Kuratoriumsmitglied der Georg Michael Pfaff Gedächtnisstiftung, Kaiserslautern

Mrs. Mollie Starr Shriftman, Ph. D., Executive Director des North Nassau Menthal Health Center, 1691 Northern Boulevard, Manhasset, New York, 11030, USA

Carl C. Pfeiffer, Ph. D., M. D., Princeton Brain Bio Center, 862 Route 518, Skillman, New Jersey, 07558, USA

Teilnehmer:

Dr. Lothar Burgerstein (†)

Dr. Anne Calatin, Auf dem Driesch 96, 5160 Düren

Peter Calatin, Reddina, Killurin, County Wexford, Rep. Irland

Prof. Dr. Richard Eppler, Leibnizstraße 84, 7000 Stuttgart 1

Dr. Johannes Kapuste, Amalienstraße 73, 8000 München 40

Dagi Kieffer, Vorsitzende des Kuratoriums der Stiftung Ökologischer Landbau, Weinstraße Süd 51, 6702 Bad Dürkheim

Dipl.-Ing. Karl Werner Kieffer, Kuratoriumsmitglied der Georg Michael Pfaff Gedächtnisstiftung, Weinstraße Süd 51, 6702 Bad Dürkheim

Dr. oec. troph. Lenore Kohlmeier, Klin. Institut für Herzinfarktforschung, Med. Universitätsklinik, Bergheimer Straße 58, 6900 Heidelberg

Dr. med. Martin Kohlmeier, Klin. Institut für Herzinfarktforschung, Med. Universitätsklinik, Bergheimer Straße 58, 6900 Heidelberg

Dipl.-Ing. agr. Immo Lünzer, Geschäftsführer der Stiftung Ökologischer Landbau, Weinstraße Süd 51, 6702 Bad Dürkheim

Dr. Lutz Mehl, Unternehmensberater, Postfach 38 09, 3300 Braunschweig; Mitglied des Vorstandes der Georg Michael Pfaff Gedächtnisstiftung, 6750 Kaiserslautern (bis Juni 1986)

Rolf Minitzki, Melsunger Straße 4, 3582 Felsberg-Melgershausen

Lillian Pfeiffer, 862 Route 518, Skillman, New Jersey, 07558, USA

Dipl.-Ing. Hans Raible, Patentanwalt, Lenbachstraße 32, 7000 Stuttgart 1

Dr. med. Andreas Rohen, Friedrich-Husemann-Klinik, Fachklinik für Psychiatrie und Neurologie, 7801 Buchenbach bei Freiburg i. Brsg.

Dr. med. Klaus Rosenlöcher, Hans-Böckler-Straße 24, 5400 Neuwied-Kleinbieber

Klaus-Dietrich Runow, Institut für Umweltkrankheiten, Liebenzellerstraße 25, 3501 Emstal

Sarah Sabin, 1691 Northern Boulevard, Manhasset, New York, 11030, USA

Ruth Schipperges, Schriesheimer Straße 59, 6901 Dossenheim

Dr. Erich Siefert, Holzbergstraße 7, 3410 Imbshausen-Northeim; Kuratoriumsmitglied der Stiftung Ökologischer Landbau

Prof. Dr. med. Herbert Warning (†)

Erläuterungen

Adaptationssyndrom	ein von Hans Selye geprägter Begriff, der die durch Streß hervorgerufenen unspezifischen Abwehrreaktionen beschreibt. Die Abwehrvorgänge werden zugleich als Anpassungsvorgänge (Adaptation) aufgefaßt. Bei ungenügender Anpassung kommt es zu Adaptationskrankheiten wie Magen-Darm-Geschwür, Schrumpfniere, Rheumatismus.
Albuminurie	Vorkommen von Eiweiß im Urin.
Alkylphosphate	Phosphorsäureester, Pflanzenschutzmittel.
Allergene	Stoffe, die eine allergische Reaktion auslösen können (siehe auch Antigen).
Amenorrhoe	Ausbleiben der Regelblutung.
Amine	Stickstoffverbindungen.
cAMP	(zyklisches Adenosin-Monophosphat) Substanz innerhalb der Zelle, ohne die der Aufbau von Proteinen und andere wichtige Stoffwechselvorgänge nicht möglich sind.
Analgetika	schmerzlinderndes Mittel.
Anamnese	Vorgeschichte einer Krankheit.
anaphylaktischer Schock	allergische Schockreaktion, die nach vorausgegangener Sensibilisierung auf eine bestimmte Substanz auftreten kann. Ein a. S. kann tödlich ausgehen.
Antazida	Mittel gegen vermehrten Säuregehalt des Magensaftes.
Antibiotika	Sammelbegriff für bestimmte Stoffwechselprodukte von Schimmelpilzen, die wirksam sind gegen Krankheitserreger wie Bakterien und Pilze (z. B. Penizilline, Streptomyzin, Tetrazykline).
Antigen	Stoff, der zur Bildung von Antikörpern (Immunglobulinen) führt (siehe auch Hapten).
antihypertensiv	die Spannung der Blutgefäßwände herabsetzend.
Anxiolytikum	angstlösendes Medikament.
basophile Leukozyten	Weiße Blutkörperchen, die sich mit basischen Farbstoffen anfärben lassen.

Benzodiazepine	Psychopharmaka; Gruppe chemischer Substanzen, die beruhigend wirken sollen, ohne einschläfernd zu wirken (siehe Tranquilizer).
biogene Amine	Stoffe, die eine Rolle bei der Erregungsübertragung in Nerven und Muskeln spielen.
biogene Monoamine	siehe Neurotransmitter.
Candida	Gattungsbegriff für Sproßpilze der Familie Cryptococcaceae.
Candida albicans	u. a. Erreger des Soors.
Carbamate	Insektizide.
Chelat-Therapie	gezielte Entgiftungstherapie.
Cholin	natürliches, schwaches Abbauprodukt des Lezithins, hemmt die Fettablagerung in der Leber.
Coeliakie = Zöliakie	Überempfindlichkeit der Darmschleimhaut gegen Klebereiweiß der glutenhaltigen Getreidearten.
Derealisationssymptome	Gefühle, daß sich die Umwelt (z. B. Personen, Gegenstände) verändert haben und fremd, anders sind.
Diuretika	Harnausscheidungsförderndes Mittel.
dopaminerg	Dopamin betreffend; Dopamin ist eine Substanz, die bei der Erregungsübertragung bestimmter Nerven eine Rolle spielt.
Dysperzeption	Wahrnehmungsstörung.
EEG	Abk. für *E*lektro-*E*nzephalo-*G*ramm.
endogen	im Körper selbst entstanden.
endokrin	in den Körper ausscheidend (z. B. endokrine Drüsen, Hormondrüsen)
Endorphine	Körpereigene schmerzblockierende Peptide (eiweißartige Substanzen) des Gehirns.
Eosinophilie	Vermehrung der eosinophilen Leukozyten im Blut, bei Allergien usw.
essentiell	Substanzen sind essentiell, wenn sie dem Körper mit der Nahrung zugeführt werden müssen, weil er nicht in der Lage ist, diese selbst herzustellen.
Extrasystolen	vorzeitig einsetzende Reizbildung im Herzen, die zu unregelmäßigen Zusammenziehungen des Herzmuskels führt.
Gluten	Klebereiweiß im Weizen; Gluten besteht aus Gliadin und Glutenin.

Hämoglobinsynthese	Aufbau des roten Blutfarbstoffs.
Hapten	Halbantigen; Verbindung, die erst nach Koppelung an einen Eiweißkörper zum Vollantigen wird.
Herbizide	(caedere — töten; herba — Kraut).
Herzglykoside	herzwirksame Medikamente einer bestimmten chemischen Gruppierung (z. B. Digitalis-Glylcoside).
Hippocampus	Region im Gehirn.
Hippokampusbereich	bestimmte Region des Gehirns, Teil des limbischen Systems, steuert emotionale Vorgänge.
Histamin	Histamin kommt neben den Polyaminen Spermin und Spermidin vor. Histamin entsteht aus der Aminosäure Histidin. Es wird bei vielen allergischen Reaktionen freigesetzt. Histamin ist eine stark wirkende körpereigene Substanz und wird zu den Gewebshormonen gerechnet. Es beeinflußt vor allem den peripheren Kreislauf durch Erweiterung der Blutkapillaren und kann auch am Nerven starke Reizungen verursachen.
Histadelie	hoher Histaminspiegel im Blut.
Histapenie	niedriger Histaminspiegel im Blut.
Hyperkeratose	(keras — Horn); hornige Verdickung der Haut durch vermehrte Bildung von Hornschichtsubstanz.
Hypoglykämie	Senkung des Blutzuckerspiegels unter den normalen Wert. Symptome: Müdigkeit, Zittrigkeit, Angstgefühle, Pulsbeschleunigung. Häufung derartiger Zustände führt zu organischen Gehirnschädigungen.
Hypothalamus	Abschnitt des Zwischenhirns.
iatrogen	durch den Arzt bzw. eine ärztliche Maßnahme ausgelöst.
Immunglobuline	Antikörper im Blutserum (= Gammaglobuline).
Immunsuppressiva	Medikamente, die Immunreaktionen unterdrükken (z. B. Kortikosteroide).
Insektizide	(caedere — töten); Insektenvertilgungsmittel.
Intoxikation	Vergiftung.
intra-dermal	in der Haut, z. B. bei Haut-Test-Methoden.

kanzerogen	krebserzeugend.
Kortikosteroid(e)	Hormone der Nebennierenrinde.
Kryptopyrrol	Substanz, die bei Vitamin-B6-Mangel mit dem Urin ausgeschieden wird (Pyrrolurie).
Lymphozyten	Untergruppe der weißen Blutkörperchen; wichtig für zellgebundene Abwehrreaktionen des Körpers (Immunsystem).
maskierte Allergie	verdeckte Allergie, vor allem auf täglich verzehrte Nahrungsmittel oder Chemikalien, mit denen man ständig in Kontakt ist.
Neuroleptika	Beruhigungsmittel; werden insbesondere bei Schizophrenie verabreicht. Handelsnamen: Atosil, Dogmatil, Haldol, Psyquil.
neurotoxisch	giftig für Nerven und Gehirn.
Neurotransmitter	Nervenübertragungsstoffe.
Norepinephrin	(nephron-Niere); Nebennierenhormon und Überträgerstoff im Nervensystem (Erregungsübertragung); auch als Noradrenalin bekannt.
Nosologie	ist die Lehre von den Krankheiten, eine systematische Beschreibung der Krankheiten.
orthomolekular	Der Begriff wurde von dem Nobelpreisträger Linus Pauling 1968 definiert als Therapiemöglichkeit mittels „richtiger“ Moleküle (orthos — richtig); d. h. mittels Substanzen, die dem Körper in einem bestimmten Lebensmoment zu fehlen scheinen.
parenteral	unter Umgehung des Magen-Darm-Kanals, z. B. durch Injektion unter die Haut oder in die Blutbahn.
Pellagra	Krankheit infolge Vitamin-B-2-Mangel (Nikotinsäureamid, Niacin).
Pestizide	Schädlingsbekämpfungsmittel, Pflanzenschutzmittel.
Placebo	Scheinmedikament.
Polyamine	von Aminosäuren abgeleitete „biogene Amine“ im Blut; z. B. Histamin, Spermin, Spermidin.
Porphyrie	seltene Komplikation der Pyrolurie.
Porphyrine	Farbstoffgruppe.

Prostaglandine	körpereigene Substanzen, die u. a. den Fettstoffwechsel beeinflussen, indem die durch Noradrenalin stimulierte Mobilisierung der Fettreserven des Körpers gehemmt wird. Prostaglandine erweitern die Blutgefäße. Sie führen zur Blutdrucksenkung und regen die glatte Muskulatur (Darm, Uterus) an. Prostaglandine werden vermehrt bei allergischen Reaktionen gebildet.
Pyrrol	chemische Verbindung, Baustein des Blutfarbstoffs.
Pyrrolurie, Pyrolurie (amerik. Schreibweise)	Ausscheidung von Kryptopyrrol mit dem Urin bei Vitamin-B6-Mangel.
Remission	(vorübergehendes) Zurückgehen von Krankheitserscheinungen.
Reserpin	blutdrucksenkende, stark wirkende Substanz aus der Wurzel eines Wolfsmilchgewächses (Rauwolfia serpentina). Reserpin gehört zur Gruppe der Alkaloide und kann bei längerer Einnahme durch Verarmung bestimmter Überträgerstoffe im Gehirn zu Depression, sogar zu Selbstmordneigung führen.
Rezidiv	Wiederauftreten einer Krankheit nach Abheilung.
Rotationsdiät	In der Klinischen Ökologie entwickelte, abwechslungsreiche Diät zur Verhütung neuer Nahrungsmittel-Allergien.
Selenium	Spurenelement.
Serum-IgA	bestimmte Immunglobulin-Fraktion (Antikörper) im Blutserum, Immunglobulin A findet sich u. a. in Speichel, Darmflüssigkeit, Bronchialsekret und Muttermilch; es wird vom Körper zum Schutz gegen Virusinfektionen gebildet.
somatisch	körperlich.
stalagmitisch	unterer Teil eines Tropfsteins, unten dick und oben dünn. Stalagmitischer Fettansatz: der stärkste Fettansatz findet sich an Beinen und Hüften.
Streßtheorie	siehe Adaptionssyndrom.

Striae	blaurötliche, später gelblichweiße Streifen in der Haut (z. B. „Schwangerschaftsstreifen“); eine Schädigung des Bindegewebes durch erhöhten Glukokortikoidspiegel (z. B. nach längerer Einnahme von Cortisonpräparaten, bei Morbus Cushing usw.).
sublingual	unter die Zunge.
Toxisch/Toxine	giftige Stoffwechselprodukte.
Toxämie	„Blutvergiftung“, Anwesenheit von Toxinen (Giftstoffen) im Blut; toxisch bedingte Blutbildveränderungen.
Tranquilizer	angstlösende Beruhigungsmittel; häufig verwendet werden Substanzen, die zur Stoffklasse der Benzodiazepine gehören. Handelspräparate: Lexotanil, Valium, Adumbran, Demetrin und viele mehr.
Tryptophan	Aminosäure.
Tyrosin	Aminosäure.
ulzerative Kolitis (Colitis ulcerosa)	Dickdarmgeschwür.
Vitamin-supplementation	dem Körper werden Vitamine verabreicht, die er in verstärktem Maße benötigt.
Vollantigen	siehe Antigen
Xanthinoxidase	molybdänhaltiges Enzym des Purinstoffwechsels, das Xanthin in Harnsäure umwandelt.
zerebrale Allergie (auch cerebrale)	Gehirn-Allergie, allergische Störungen im Gehirn mit Auswirkungen auf geistige Leistung und psychisches Befinden.
Zytostatika	Mittel, die das Zellwachstum anhalten bzw. beeinträchtigen sollen; werden hauptsächlich in der Tumortherapie verwendet, aber auch bei bestehenden chronisch verlaufenden Krankheiten und zur Unterdrückung von Abstoßungsreaktionen nach Organtransplantationen eingesetzt.

Auswahl an Literatur

Arbeitsgemeinschaft Allergiekrankes Kind (Hrsg.): Über den Zusammenhang zwischen Luftverschmutzung und Schädigung der Gesundheit. Herborn, 1985.

Becker, Waltraud: Praktischer Ratgeber bei Allergien. [Verlag] Natürlich und Gesund, Stuttgart, 1990.

Bödeker, Wolfgang/Dümmler, Christa: Pestizide und Gesundheit, Alternative Konzepte Bd. 74, C. F. MüllerVerlag GmbH, Karlsruhe, 1990.

Burgerstein, Lothar: Heilwirkung von Nährstoffen. Haug Verlag, Heidelberg, 6. verbesserte Auflage, 1991.

Calatin, Anne: Ernährung und Psyche – Erkenntnisse der Klinischen Ökologie und der Orthomolekularen Psychiatrie. C. F. Müller Verlag GmbH, Heidelberg, 6. Auflage, 1995.

Calatin Anne: Das hyperaktive Kind. Heyne-Verlag, München, 1992.

Calatin Anne: Rotationsdiät. Heyne-Verlag, München, 1987.

Calatin Anne: Zeitkrankheit Nahrungsmittel-Allergie – Umweltfaktoren und falsche Ernährung. Heyne-Ratgeber, München, 1988.

Carson, Rachel: Silent Spring, Houghton Mifflin, Boston (1962); deutsche Ausgabe: Der stumme Frühling, Verlag C. H. Beck, München, 1987.

Diel, Friedhelm/Diel, Eva: Allergien – Heilerfolge mit einer ganzheitlichen Behandlungsmethode. Econ Taschenbuch, Düsseldorf, 1990.

Dvorák, Jiri: Allergie und Asthma – Vorbeugende Praxis. Birkhäuser Verlag, Basel, 1988.

Flade, Sigrid: Diät für Allergiker, Selbstverlag München, 1988.

Flade, Sigrid: Allergien natürlich behandeln. Gräfe und Unzer, München, überarbeitete Auflage, 1992.

Flade, Sigrid: Neurodermitis natürlich behandeln. Gräfe und Unzer, München, 3. Auflage, 1992.

Grefe, Christiane: Allergien – Leiden an der Umwelt. Konkret Literatur Verlag, Hamburg, 1985.

Häberle, Michael: Nahrungsmittel als Ursache von allergischen und pseudoallergischen Reaktionen (Vortrag auf dem IV. Internatioalen Symposium für Umweltmedizin, Emstal, 1988).

Hafer, Herta: Die heimliche Droge: Nahrungsphosphat als Ursache für Verhaltensstörungen und Jugendkriminalität. Kriminalistik-Verlag Heidelberg, 4. Auflage, 1986.

Jorde, W./Tschaikowski, K. L.: Allergische Erkrankungen des Magen-Darm-Traktes. Springer-Verlag, Düsseldorf, 1990.

Juchheim/Poschert: Immun. BLV; München, 6. überarbeitete Auflage.

Kallenbach, Ute: Vollwerternährung und ökologischer Landbau. SÖL-Sonderausgabe Nr. 25, Bad Dürkheim, 3. Auflage, 1991.

Katalyse Umweltgruppe (Hrsg.): Was wir alles schlucken – Zusatzstoffe in Lebensmitteln, Rowohlt-Verlag, 1985.

v. Koerber/Männle/Leitzmann: Vollwert-Ernährung – Grundlagen einer vernünftigen Ernährungsweise. Haug-Verlag, Heidelberg, 8. Auflage, 1994.

La Via, M. F. et al.: Immunodepressive effect of phenol derivatives, Adv. Exper. Bio. and Med., 523–538, 1979.

Lötsch, Bernd: Die Gefahren chemischer Schädlingsbekämpfungsmittel, Teil I und II, ifoam-Bulletin Nr. 33 und 34, S. 2–6, Stiftung Ökologie & Landbau, Bad Dürkheim, 1980.

Mackarness, Richard: Not All in the Mind, Pan Books, London (1976); deutsche Ausgabe: Allergie gegen Nahrungsmittel und Chemikalien – körperliche und seelische Störungen, Hippokrates Ratgeber. Hippokrates Verlag Stuttgart, 2. Auflage, 1982. Neuauflage: Trias, Stuttgart, 1993.

Marinkovich, V.: DHS-CLA Allergie-Test zur Diagnose der Nahrungsmittelallergie. Vortrag beim Workshop 10. Oktober 1987 in Frankfurt, Troponwerke Köln/Dome-Hollister-Stier, Köln; Medical Director MAST Immunosystems, 630 Clyde Court, Mountain View, Cal. 94043, USA).

Markus, H.: Ich fühle mich krank und weiß nicht warum. (Candida), Ehrenwirth Verlag, München.

McGovern, Joseph J.: Chemical Sensitivities and Hyperactivity, Let's Live Magazine, November 1982.

McGovern, J. J. et al.: Natural Foodborne Aromatics Induce Behavioral Disturbances in Children with Hyperkinesis, The International Journal for Biosocial Research 4, 40–42. 1983.

Milz, Helmut: Ganzheitliche Medizin – Neue Wege zur Gesundheit. Athenäum Verlag, Königstein, 1985.

Pauling, L.: Das Vitamin-Programm, Goldmann Verlag, München.

Pfeiffer, Carl C.: Nährstoff-Therapie bei psychischen Störungen. Haug-Verlag, Stuttgart, 4. Auflage, 1993.

Randolph, Theron G.: Human Ecology and Susceptibility to the Chemical Environment, Charles C. Thomas, Springfield/Ill., 6. Auflage, 1978.

Randolph, T. G./Moos, R. W.: An Alternative Approach to Allergies, Harper & Row, Publishers Inc., New York, 1980, ISBN 0-690-01998-X; deutsche Ausgabe: Allergien: Folgen von Umweltbelastung und Ernährung – Chronische Erkrankungen aus der Sicht der Klinischen Ökologie, C. F. Müller Verlag GmbH, Heidelberg, 7. durchgesehene Auflage, 1995.

Rinkel, H. J./Randolph, T. G./Zeller, M.: Food Allergy, Charles C. Thomas, Springfield/Ill., 1951.

Rippere, Vicky: Allergien – Ursachen – Testmethoden – Heilerfolge. Rowohlt Taschenbuch Verlag, Reinbek, 1985.

Rohr, U./König, W./Selenka, F.: Freisetzung von Entzündungsmediatoren durch Pestizide, Umweltmedizin 2, 1985, S. 23–27.

Rose, Wulf-Dietrich: Elektrostreß. Kösel Verlag, 1987.

Runow, Klaus-Dietrich: Klinische Ökologie – Angewandte Umweltmedizin. Hippokrates Verlag, Stuttgart, 2. überarbeitete, erweiterte Auflage, 1994.

Schata, M.: Allergische Erkrankungen durch Schimmelpilze – Ökologische Hinweise zur Diagnostik. Über Buchhandel oder Allergiker- und Asthmatikerbund. ISBN 3-925666-00-1.

Schuitemaker, Gert E.: Orthomolekulare Ernährungsstoffe. Verlag für Orthomolekulare Medizin, Freiburg, 1986.

Semmler, Nortrud: Krank durch Pflanzenschutzmittel, ifoam Nr. 65, S. 6 ff., Stiftung Ökologie & Landbau, Kaiserslautern, 1988.

Spies, Ingeborg-Christel: Selbstheilung bei Nahrungsmittelallergien – Erfahrungen mit den Methoden der Klinischen Ökologie. Rowohlt-Taschenbuch-Verlag, Reinbek, 1987.

Treven, Michael/Talkenberger, Peter.: Umweltmedizin – Ein neues Zeitalter der Gesundheit. Möve Verlag, Idstein, 1991.

Werbach, Melvyn R.: Nutritional Influences on Illness (Orthomolekularmedizin) – deutsche Ausgabe: Nahrung und Nutrienten – Ihr Einfluß auf psychische Krankheiten. Ein Quellenbuch klinischer Forschung. Übersetzt, bearbeitet und herausgegeben von Hannes Kapuste, Karl F. Haug Verlag, Heidelberg, bzw. Walter Hädecke Verlag, Weil der Stadt (in Vorbereitung 1995).

Werbach, Melvyn R.: Nahrung und Nutrienten – Ihr Einfluß auf hundert Kranheiten. Ein Quellenbuch klinischer Forschung. Übersetzt, bearbeitet und herausgegeben von Hannes Kapuste, Walter Hädecke Verlag, Weil der Stadt (in Vorbereitung 1996).

Wiedemann, M.: Der Gesundheit auf der Spur (Orthomolekularmedizin). Ariston Verlag, München, 1989.

Weitere Informationsquellen (Deutschsprachiger Raum)

1. Adressen für klinisch-ökologische Tests, Behandlungen Orthomolekulare Medizin *)

Fachklinik für Psychiatrie und Neurologie
Dr. Eberhard Schwarz
25821 Bredstedt

Institut für angewandte Biologie *)
Dr. med. Roman Lietha
Zürcherstraße 146, CH-8640 Rapperswil

Institut für Umweltkrankheiten
Dr. Klaus-Dietrich Runow
Im Kurpark 1, 34308 Bad Emstal

Dr. Michael Häberle
Stuttgarter Straße 5, 74653 Künzelsau

TELOS-Therapiezentrum
Leopoldstraße 10, 44147 Dortmund

2. Kontaktadressen und Selbsthilfegruppen

Allergie-Verein in Europa (AVE)
Verein zur Förderung der ganzheitlichen Behandlung allergischer Erkrankungen in Europa e.V. (Regionalbüro Ost)
Marienstraße 57, 99817 Eisenach, Tel. (0 36 91) 21 30 88
Regionalbüro West
Rappenhohner Straße 18, 51491 Overath, Tel. (0 22 06) 47 47
Regionalbüro Nord
AOK-Syke, Nordstraße 3, 28857 Syke, Tel. (0 42 42) 59 12 12
Regionalbüro Mitte
AVE-Regionalbüro-Mitte, Dr. Eva Diel
Petersgasse 27, 36037 Fulda, Tel. (06 61) 7 10 03, Fax (06 61) 7 10 19

Allergiker- und Asthmatikerbund e.V.
Hindenburgstraße 110, 41061 Mönchengladbach, Tel. (0 21 61) 1 02 07

Arbeitsgemeinschaft Allergiekrankes Kind e.V.
Hauptstraße 29, 35745 Herborn, Tel. (0 27 72) 4 12 37

Arbeitskreis überaktives Kind e.V. (AÜK)
Geschäftsstelle
Postfach, 27729 Hambergen

Auswertungs- und Informationsdienst für
Ernährung, Landwirtschaft und Forsten (AID) e.V.
Postfach 20 01 53, 53179 Bonn (Liste über Zusatzstoffe)

Bundesverband Neurodermitiskranker in Deutschland e.V.
Sabelstraße 39, 56154 Boppard, Tel. (0 67 42) 25 98

Deutsche Gesellschaft für Umweltmedizin
Postfach, 83334 Inzell

Deutscher Neurodermitiker Bund e.V.
Mozartstraße 11, 22083 Hamburg, Tel. (0 40) 2 20 57 57

Deutsche Zöliakie-Gesellschaft e.V.
Filderhauptstraße 61, 70599 Stuttgart, Tel. (07 11) 45 45 14
(Beratung bei Zöliakie)

Hammermühle Diät GmbH
67485 Maikammer-Kirrweiler, Tel. (0 63 21) 9 58 90
(Glutenfreie Produkte)

Institut für Ausbildungsforschung GmbH (IfA)
Agentur: Nutriologische Literatur, Rezepturen, Auskünfte und Vermittlungen,
Dr. Hannes Kapuste, Friedrich-Ebert-Straße 4, 69239 Neckarsteinach,
Tel. (0 62 29) 20 77, Fax (0 62 29) 20 76

Institut für Baubiologie und Ökologie
83115 Neubeuern

Interdisziplinäre Gesellschaft für Umweltmedizin (IGUMED)
Dr. med. Arndt Dohmen, Hochrheinklinik
Poststraße 11, 79730 Murg-Hänner, Tel. (0 77 63) 2 00 14, Fax (0 77 63) 87 35

Interessengemeinschaft der Holzschutzmittel-Geschädigten (IHG) und
Interessengemeinschaft Pyrethroid-Geschädigten (IPG) in der IHG
Unterstaat 14, 51766 Engelskirchen, Tel. und Fax (0 22 63) 37 86

Lifecare Association
Segantinistraße 155, CH-8049 Zürich

Ökologischer Ärztebund e.V.
Bundesgeschäftsstelle (Erek Petersen)
Braunschweiger Straße 53 b, 28205 Bremen,
Tel. (04 21) 4 98 42 51, Fax (04 21) 4 98 42 52

PAIN Patienteninitiative Zahnmetallgeschädigter
Brandstraße 114, 45359 Essen

Selbsthilfegruppe Formaldehydgeschädigter
Ingeborg Zingraf
Eichendorffstraße 104, 41464 Neuss, Tel. (0 21 01) 4 18 37

Umweltmedizinisches Forum
Dr. med. Sylvia Franz
Bahnhofstraße 59, 63128 Dietzenbach, Tel. (0 60 74) 4 65 36

Verein für ein erweitertes Heilwesen
Johannes-Kepler-Straße 56–58, 75378 Bad Liebenzell,
Tel. (0 70 52) 20 34, Fax (0 70 52) 41 07

Eine Liste mit weiteren Adressen von Therapeuten, die medzinisch-ökologisch und/oder orthomolekular behandeln, ist für 3,50 DM + Rückumschlag zu beziehen bei Dr. Eleonore Procházka, An der Düne 20, 25997 Hörnum. (Ärzte und Heilpraktiker, die nach dieser Methode behandeln und noch nicht in diese Liste aufgenommen wurden, möchten sich bitte mit Frau Dr. Procházka in Verbindung setzen.)

Bitte legen Sie bei Anfragen Rückporto bei.

3. Aktuelle Verbraucher- und Umweltinformationen

Arbeitsgemeinschaft Ökologischer Landbau e.V. (AGÖL)
Baumschulenweg 11, 64295 Darmstadt

Stiftung Ökologie & Landbau
Weinstraße Süd 51, 67098 Bad Dürkheim,
Tel. (0 63 22) 86 66, Fax (0 63 22) 87 94
(u. a. Adressen von Direktvermarktern, z. B. SÖL-Sonderausgabe Nr. 26, „Einkaufen direkt beim Bio-Bauern“ [ISBN 3-926104-26-09]
Bezug: DEUKALION Fachverlag, Postfach 11 13, 25488 Holm)

Die Verbraucher Initiative
Breitestraße 51, 53111 Bonn, Tel. (02 28) 7 26 33 93

4. Zeitschriften

Arzt und Umwelt
Ökologischer Ärztebund
Braunschweiger Straße 536, 28205 Bremen

Natur
Isartorplatz 5, 80331 München

Ökologie & Landbau (vierteljährlich)
Zeitschrift der Stiftung Ökologie & Landbau

Umwelt und Gesundheit
Allergie-Verein in Europa (AVE)
IGUMED e.V., IHG/IPG e.V.
Im Wörtel 26, 68199 Mannheim,
Tel. (06 21) 8 62 05 45, Fax (06 21) 85 92 90

Vitamin Spur, Vitamine-Mineralstoffe-Spurenelemente
Hippokrates Verlag GmbH, Stuttgart

Wohnung + Gesundheit
Holzham 25, 83115 Neubeuern

Zeitung für Umweltmedizin
Verlag Dr. med. Bernd Guzek
Bei den Mühren 69 a, 20457 Hamburg-Altstadt

„Alternative Konzepte"

Die kompetente Buchreihe der Stiftung Ökologie & Landbau

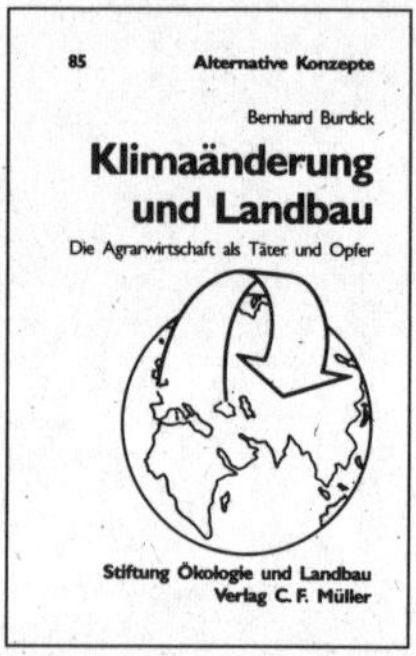

Klimaänderung und Landbau
Die Agrarwirtschaft als Täter und Opfer
Bernhard Burdick
1994, Band **85**, 438 Seiten
ISBN 3-7880-9855-4

Neben der Industrialisierung stellt die Landwirtschaft eine wesentliche Ursache für eine zunehmende anthropogene Beeinflussung und Veränderung des Klimas dar. Ausmaß und Geschwindigkeit der Klimaänderungen lassen sich zur Zeit nur abschätzen. Die Vorgänge, die nach heutigem Wissensstand zur Klimaänderung führen werden, deren mögliches Ausmaß und ihre Auswirkungen auf die Pflanzen- und Tierproduktion werden ausführlich dargestellt.

Betriebslehre für den ökologischen Landbau
Gerhardt Preuschen/Nicola Oßwald
1993, Band **83**, 163 Seiten
ISBN 3-7880-7456-6

Diese Betriebslehre berücksichtigt die Besonderheiten des ökologischen Landbaus, indem sie die Tatsache miteinbezieht, daß alle Aufgaben auf dem ökologisch geführten landwirtschaftlichen Betrieb organisch miteinander verbunden sind. Diese Betriebslehre behandelt deshalb Standort, Boden, Pflanzen, Tiere, Arbeit, Maschinen und Absatz. In den Planungskapiteln des Buches werden jedoch auch Wege aufgezeigt, wie Fehlentwicklungen der industrialisierten Landwirtschaft (Massentierhaltung, Spezialisierung etc.) behoben werden können.

EG-Verordnung „Ökologischer Landbau"
Eine juristische und agrarfachliche Kommentierung
Hanspeter Schmidt/Manon Haccius
2., vollständig überarbeitete und ergänzte Auflage 1994, Band **81**, 559 Seiten
ISBN 3-7880-9863-5

Die Verordnung der Europäischen Gemeinschaft über den ökologischen Landbau und die Kennzeichnung seiner Produkte (2092/91/EWG) ist an in allen EG-Mitgliedstaaten wie ein Gesetz verbindlich. Die Autoren erläutern aus rechts- und agrarwissenschaftlicher Sicht die in weiten Teilen nur schwer verständlichen und nicht immer widerspruchsfreien Regelungen. Sie zeigen, wie das EG-Recht in der Rechtsordnung der Bundesrepublik Deutschland angewendet wird.

Gentechnik und Landwirtschaft
Folgen für Umwelt und Lebensmittelerzeugung
Günter Altner/Wanda Krauth/
Immo Lünzer/Hartmut Vogtmann (Hrsg.)
2., ergänzte Auflage 1990
Band **64**, 248 Seiten
ISBN 3-7880-9799-X

Dieses Buch behandelt schwerpunktmäßig die Bereiche Pflanzenproduktion, Tierproduktion, Lebensmittelerzeugung/-Verarbeitung, Nahrungsmittel-Design und nachwachsende Rohstoffe, sowie die Konsequenzen, die sich dabei für die Dritte Welt ergeben. Die Neuauflage wurde ergänzt um das Memorandum für das Gesetz zum Schutz von Natur und Menschen vor den Gefahren der Gentechnologie.

Die Buchreihe *„Alternative Konzepte"* wird von der *Stiftung Ökologie und Landbau (SÖL)* herausgegeben. Die „Alternativen Konzepte" sind im Buchhandel erhältlich und erscheinen im *C. F. Müller Verlag*, Im Weiher 10, 69121 Heidelberg. (Bitte ausführliches, kostenloses Verzeichnis anfordern.)

AI

Ökologischer Landbau

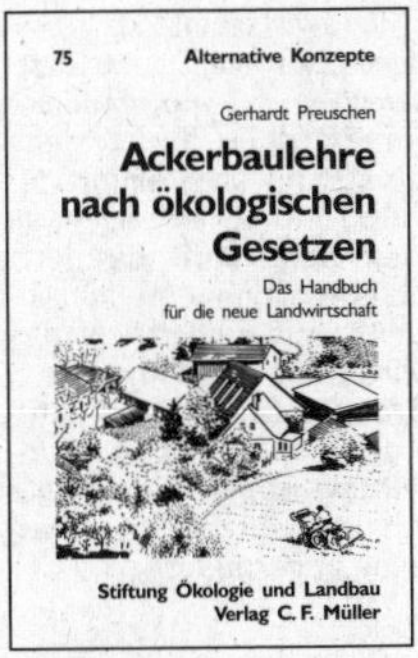

Ackerbaulehre nach ökologischen Gesetzen
Das Handbuch für die neue Landwirtschaft
Gerhardt Preuschen
1991, Band **75**, 354 Seiten
ISBN 3-7880-9838-4

Die moderne intensive Landwirtschaft wird immer mehr als Verursacher von Umweltschäden in Luft, Wasser und Boden erkannt. Der Landwirt selbst sieht die zunehmende Bodenverdichtung, die Erosion und immer neue Krankheiten bei Pflanzen und Tieren. Dieses Handbuch beschreibt die Grundlagen des ökologischen Landbaus und zeigt den Weg in die praktische Anwendung. Der Autor führt mit praktischen Ratschlägen aus über 60 Jahren Erfahrung von der Bodenerkennung und Bodenbearbeitung, über den Pflanzenbau, Tierhaltung, Arbeitswirtschaft und Landtechnik zum Aufbau des Betriebs als ein in der Natur eingebetteter Organismus mit gesunden Böden, Pflanzen und Tieren. Ein Nachschlagewerk für Landwirte in Praxis, Verwaltung, Beratung, Politik und Wissenschaft.

Lebensmittelqualität – ganzheitliche Methoden und Konzepte
Angelika Meier-Ploeger/
Hartmut Vogtmann (Hrsg.)
2., überarbeitete Auflage 1991
Band **66**, 296 Seiten
ISBN 3-7880-9845-7

Nach der Problematisierung des Qualitätsbegriffes aus Sicht der Wissenschaft und der Verbraucher werden neue Dimensionen aufgrund wissenschaftlicher Erkenntnisse zur Erweiterung der Definition des Qualitätsbegriffes vorgestellt. Die entsprechenden Methoden (u. a. Sensorik, Nachernteverhalten, Vitalaktivitätsbestimmung, Biophotonenmessung) und Ergebnisse werden von den jeweiligen Fachleuten dargestellt. Auf der Basis ernährungsphysiologischer Untersuchungen als Indikatoren für die Lebensmittelqualität werden die entsprechenden Forderungen für alternative Ernährungsformen definiert.

Ökolandbau in den Tropen
Pionierbeispiel Rwanda
Egger/Korus
ca. Frühjahr 1995, Band **86**
ca. 325 Seiten
ISBN 3-7880-9866-X

Das Buch liefert Beiträge zur aktuellen Diskussion um die praktische Umsetzung des Ecofarming-Konzeptes. Es werden neueste Erfahrungen zu einzelnen Methoden dargestellt, z. B. Bodenverbesserung, Bodensicherung und Bodennutzung. Ein Hauptanliegen dieses Buches ist die Vermittlung einer standortgerechten Beratungsstrategie.

Ökologische Landwirtschaft
Landbau mit Zukunft
Hartmut Vogtmann (Hrsg.)
2. Auflage 1992, Band **70**, 334 Seiten
ISBN 3-7880-9846-5

Von namhaften Fachleuten werden die Grundkenntnisse über Ökologie und Landbau vermittelt. Dabei wird besonders eingegangen auf ökologische und bodenbiologische Fragen, Lebensmittelqualität, Vermarktung, Ökonomie, Biotechnologie, Tierhaltung und standortgerechten Landbau, auch in der Dritten Welt. Es ist ein Buch für Interessierte an einer zukunftsorientierten Agrikultur, für Bauern, Wissenschaftler und Studenten, für Politiker und Bürger, die den Ausweg aus der Krise der industrialisierten Landwirtschaft suchen. Dieses Buch zeigt: der ökologische Landbau ist ein realisierbarer Weg, ein Weg der Vernunft.

Kompostierung
Optimale Aufbereitung und Verwendung organischer Materialien für den ökologischen Landbau
Ralf Gottschall
5. Auflage 1992, Band **45**, 296 Seiten
ISBN 3-7880-9798-1

A3

Ökologischer Weinbau/Waldsterben

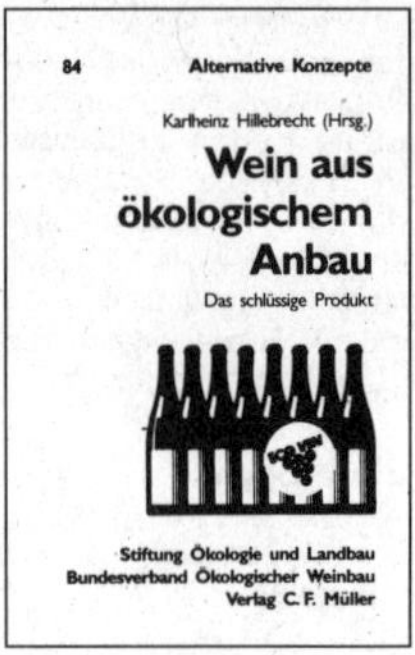

Wein aus ökologischem Anbau – das schlüssige Produkt
Vermarktung im Rahmen der EG-Verordnung
Karlheinz Hillebrecht (Hrsg.)
1993, Band **84**, 176 Seiten
ISBN 3-7880-9854-6

Der Bundesverband Ökologischer Weinbau hat sich 1992 eingehend mit folgenden Themenbereichen beschäftigt:

- Voraussetzungen: Ökologischer Land- und Weinbau im gesellschaftlichen und politischen Umfeld
- Öko-Produkte im Markt: Definition und Qualifizierung eines Marktsegments
- Ökologischer Land- und Weinbau im Lichte der EG-Verordnung
- Vermarktung von Öko-Wein im Hinblick auf den EG-Binnenmarkt.

Dieser Band ist ein eindrucksvolles Dokument für die heutige und zukünftige Bedeutung des ökologischen Weinbaus.

Der ökologische Weinbau
Ein Leitfaden für Praktiker und Berater
Mit drei Erfahrungsberichten von
Brugger, Frick und Sander
Gerhardt Preuschen
6., durchgesehene und ergänzte Auflage 1994, Band **32**, 243 Seiten
ISBN 3-7880-7473-6

Stirbt der Wald?
Energiepolitische Voraussetzungen und Konsequenzen
Hermann Graf Hatzfeldt (Hrsg.)
1992, Band **41**, 232 Seiten
ISBN 3-7880-9670-5

Ökologische Waldwirtschaft
Hermann Graf Hatzfeldt (Hrsg.)
1994, Band **88**, 296 Seiten
ISBN 3-7880-9870-8

Die naturnahe Waldwirtschaft ist inzwischen das erklärte Ziel aller Staatsforstverwaltungen sowie vieler kommunaler und privater Forstbetriebe. Bisher fehlt aber eine systematische Darstellung der Ziele, Instrumente und Erfahrungen. In dem vorliegenden Band wird das jetzt nachgeholt. Achtzehn prominente Mitglieder der Arbeitsgemeinschaft Naturgemäße Waldwirtschaft (ANW) äußern sich zu Grundlagen, Methoden und aktuellen Beispielen der naturgemäßen Waldwirtschaft in Mitteleuropa. Das breite Themenspektrum wird durch eine umfassende Bibliographie abgerundet.

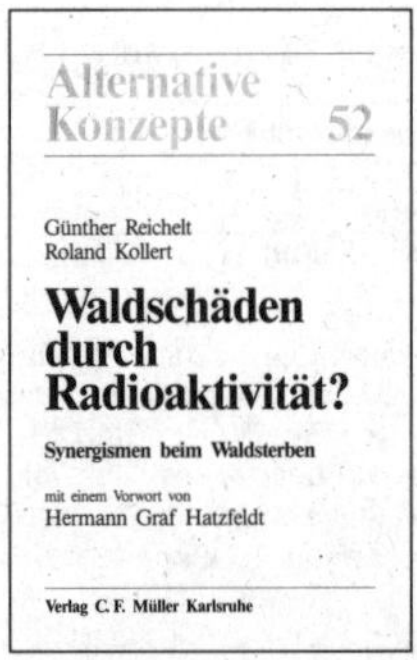

Waldschäden durch Radioaktivität?
Synergismen beim Waldsterben
Günther Reichelt/Roland Kollert
Mit einem Vorwort von
Hermann Graf Hatzfeldt
1985, Band **52**, 220 Seiten
ISBN 3-7880-9713-2

Ist Radioaktivität bei dem komplexen Zusammenwirken verschiedener Ursachen des Waldsterbens beteiligt? Welche Rolle spielen dabei synergistische Effekte, also sich wechselseitig verstärkende Wirkungen? In Teil I wird aufgrund von Waldschadenskartierungen gezeigt, daß in der Umgebung kerntechnischer Anlagen ein erhöhtes Waldsterben zu verzeichnen ist. In Teil II wird die physikalische und chemische Bedeutung der natürlichen und künstlichen Radioaktivität für synergistische Kombinationswirkungen in der verunreinigten Atmosphäre untersucht. Aus beiden Studien resultieren Konsequenzen zur Reduktion der Emission aller Luftschadstoffe einschließlich radioaktiver Edelgase.

A4

Altlasten/Grenzwerte/Verpackung/Müll

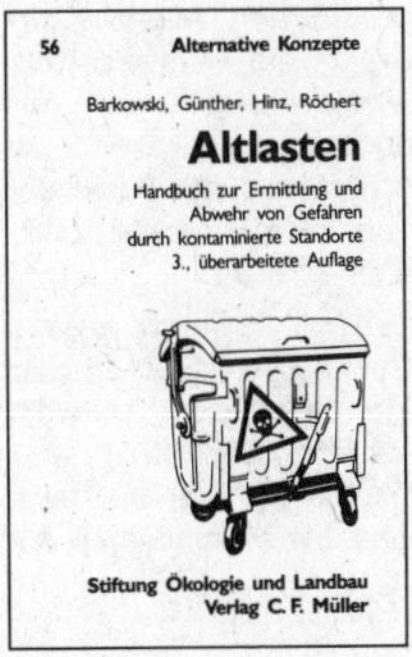

Altlasten
Handbuch zur Ermittlung und Abwehr von Gefahren durch kontaminierte Standorte
Dietmar Barkowski/Petra Günther/ Eckart Hinz/Ralf Röchert
4., überarbeitete Auflage 1993
Band **56**, 450 Seiten
ISBN 3-7880-9858-9

Im Abfall von gestern tickt in vielen der 50 000 bis 300 000 Altlasten der Bundesrepublik eine chemische Zeitbombe. Dieses Handbuch vermittelt Kommunen, Firmen und interessierten Bürgern Wissen über die Möglichkeiten der Erkennung und Untersuchung gefährlicher Altlasten, die Abschätzung des Gefährdungspotentials und die verschiedenen Sanierungstechniken.

Die Grenzenlosigkeit der Grenzwerte
Zur Problematik eines politischen Instruments im Umweltschutz – Ergebnisse eines Symposiums des Öko-Instituts und der Stiftung Mittlere Technologie
Andreas Kortenkamp/Birgit Grahl/ L. Horst Grimme (Hrsg.)
1988, Band **63**, 287 Seiten
ISBN 3-7880-9756-6

Garantieren Grenzwerte tatsächlich Schutz vor Gesundheits- und Umweltschäden durch Chemikalien? Gibt es Alternativen? Die in diesem Band zusammengestellten Beiträge von Fachleuten der verschiedensten Disziplinen reichen von einer Bestandsaufnahme wissenschaftlicher und politischer Probleme bei der Aufstellung von Grenzwerten bis hin zu Überlegungen zu neuen Lösungsansätzen im Umweltschutz.

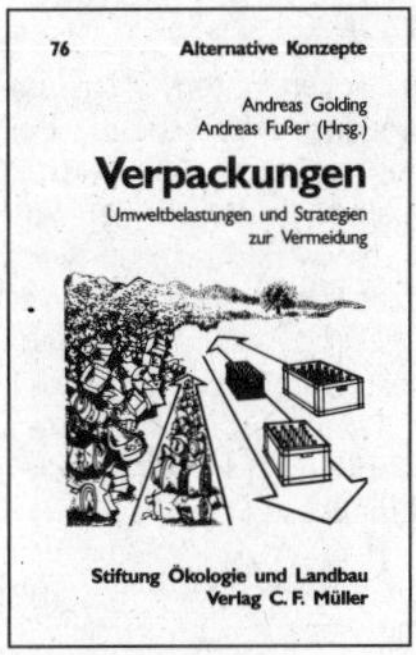

Verpackungen
Umweltbelastungen und Strategien zur Vermeidung
Andreas Fußer/Andreas Golding (Hrsg.)
1992, Band **76**, 254 Seiten
ISBN 3-7880-9779-5

Dieser Band gibt einen umfassenden Überblick über die Verpackungswirtschaft, Verpackungsmaterialien und deren Umweltbelastung bei der Herstellung, Gebrauch, Recycling und Beseitigung vor allem aber technische, politische und rechtliche Strategien zur Vermeidung von Verpackungsabfällen.

Ökologische Müllverwertung
Handbuch für optimale Abfall-Konzepte
Thilo C. Koch/Jürgen Seeberger/ Helmut Petrik
4. Auflage 1992
Band **44**, 402 Seiten
ISBN 3-7880-9800-7

Auch im Bereich der Müllverwertung zeigt sich, daß das ökologische Konzept langfristig das ökonomisch beste ist. Das Handbuch für regionale und kommunale Müll- und Recycling-Konzepte. A10

Gesundheit und Ernährung

Pestizide und Gesundheit
Vorkommen, Bedeutung und Präventation von Pestizidvergiftungen
Beiträge anläßlich eines Seminars des Pestizid Aktions-Netzwerk (PAN)
Wolfgang Bödeker/
Christa Dümmler (Hrsg.)
2., vollständig überarbeitete Auflage 1993
Band **74**, 248 Seiten
ISBN 3-7880-9860-0

Rückstände der sogenannten Pflanzenschutzmittel finden sich inzwischen in der Luft, der Nahrung und dem Trinkwasser. Darüber hinaus sind die Anwender von Pestiziden und die Anrainer landwirtschaftlich genutzter Flächen oft direkt diesen Stoffen ausgesetzt. Welche gesundheitlichen Auswirkungen von einer Exposition gegenüber Pestiziden zu erwarten und bereits beschrieben sind, wird in diesem Band zusammengestellt.

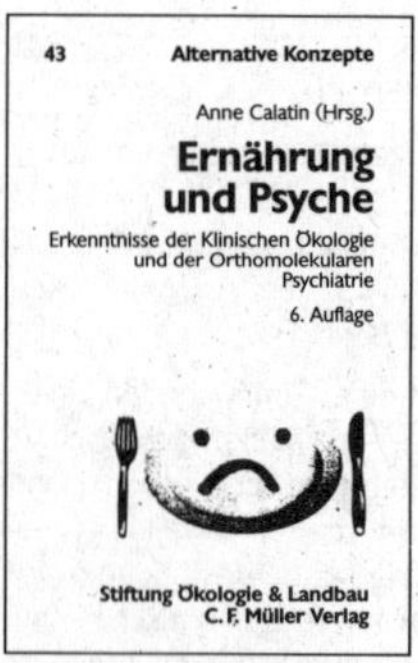

Ernährung und Psyche
Erkenntnisse der Klinischen Ökologie und der Orthomolekularen Psychiatrie
Anne Calatin (Hrsg.)
6. durchgesehene Auflage 1995
Band **43**, 120 Seiten
ISBN 3-7880-9878-3

Allergien: Folgen von Umweltbelastung und Ernährung
Chronische Erkrankungen aus der Sicht der Klinischen Ökologie
Theron G. Randolph/Ralph W. Moss
7. Auflage 1995, Band **49**, 372 Seiten
ISBN 3-7880-9874-0

Bei vielen Menschen sind Allergien die Antwort des Körpers auf Überbelastung. Durch die zunehmende, kritiklose Verwendung synthetischer Chemikalien in allen Lebensbereichen wird der Punkt der Überbelastung bei immer mehr Menschen immer früher erreicht.

Bereits in den USA wurden erste Zusammenhänge zwischen körperlich-psychischen Beschwerden und chemischen Umweltfaktoren beobachtet. Hilfe ist möglich durch genaue Analyse der krankheitsauslösenden Ursachen. Mit ausführlichen Anleitungen.

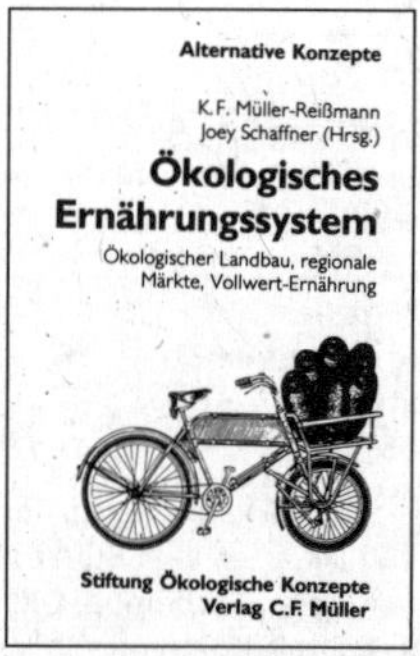

Ökologisches Ernährungssystem
Das Konzept einer umwelt- und sozialförderlichen Ernährung
Karl Friedrich Müller-Reißmann/
Joey Schaffner (Hrsg.)
1990, Band **68**, 211 Seiten
ISBN 3-7880-9773-6

In dem Buch wird die Ernährung des Menschen von der Landwirtschaft bis zur fertigen Nahrung auf dem Tisch als technologisches Gesamtsystem begriffen und als ganzes einer Kritik unterzogen. Gemessen an den Kriterien der mittleren Technologie erweist sich das heute vorherrschende Ernährungssystem als ineffizient und anachronistisch: Es belastet die Natur weit mehr als nötig; es beraubt den Menschen der Fähigkeit, sich selbst zu helfen; und es macht die Ernährung zu einer Hauptursache der Krankheit. Hierzu wird ein geschlossener Gegenentwurf entwikkelt, in den als Bausteine der Ökologische Landbau, eine regionale Vermarktung und die Vollwertnahrung integriert sind, und am Beispiel des Brotes konkretisiert. A6

Wirtschaft/Computer

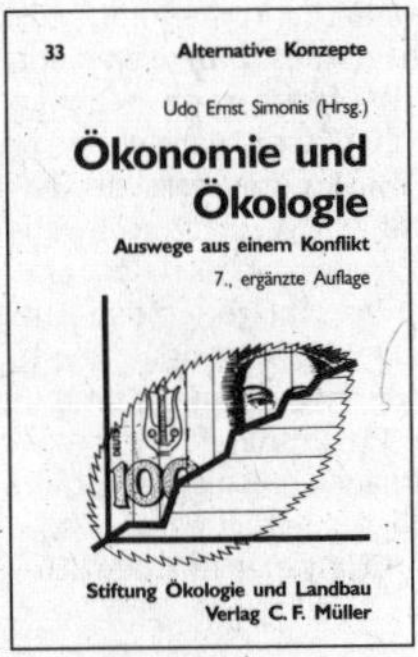

Ökonomie und Ökologie
Auswege aus einem Konflikt
Udo Ernst Simonis (Hrsg.)
7., ergänzte Auflage 1994
Band **33**, 221 Seiten
ISBN 3-7880-9859-7

Aus Gründen der betrieblichen Rentabilität werden Maßnahmen unterlassen und Entscheidungen vermieden, die aus ökologischer Rück- und Vorsicht erforderlich wären. Der Autor zeigt Auswege aus diesem Konflikt. Eine aktuelle Literaturübersicht und die Ergebnisse einer praktizierten ökologischen Buchhaltung ergänzen diesen Band.

Computer und Ökologie
Eine problematische Beziehung
Hartmut Bossel/Karl-Heinz Simon (Hrsg.)
1986, Band **54**, 244 Seiten
ISBN 3-7880-9728-0

Welche Möglichkeiten bieten Computer für die Bewältigung der wachsenden Umweltprobleme? Welche Kriterien müssen an die Entwicklung von Informationstechnologien gestellt werden, damit keine gesundheitlichen und sozialen Schäden durch einen vermehrten Computereinsatz hervorgerufen werden? Beschleunigt die computerisierte Wirtschaft die Umweltschäden, oder kann sie diese umgekehrt eindämmen? Welche neuen Erkenntnisse lassen sich durch die Ökosystemforschung gewinnen? Der Band enthält Beiträge über den Zusammenhang von modernen Informations- und Kommunikationstechniken mit Ökologie und Umweltschutz.

Die ökologische Wirtschaft
Auf dem Weg zu einer verantworteten Wirtschaftsweise
Pierre Fornallaz
2. Auflage 1991, Band **69**, 128 Seiten
ISBN 3-7880-9840-6

Gesucht ist eine umwelt- und sozialverträgliche Wirtschaftsweise. Durch die zu wenig beherrschte Produktion werden mannigfältige Umweltschäden verursacht. Die soziale Relevanz der Produktion fehlt allzu oft! Die Technik ist nicht mehr im Dienste des Menschen, sondern sichert betriebswirtschaftliche Gewinne ohne Rücksicht auf volkswirtschaftliche Verluste. Der Rückeroberungsprozeß von Lebensqualität ohne Preisgabe von realem Wohlstand muß deshalb eingeleitet werden. Das Buch weist den Weg, der einzuschlagen ist.

Mehr autonome Produktion – weniger globale Werkbänke
Mit einem Blick in die Zukunft
Bericht von der „Alternativen Weltwirtschaftskonferenz" im Jahr 2003
Willy Bierter
1986, Band **55**, 172 Seiten
ISBN 3-7880-9738-8

Welche Möglichkeiten eröffnen sich, lebensfreundlichere Formen des Zusammenwirkens von lebendiger Arbeit, Technologie und sozialer Organisation zu schaffen! Der Autor analysiert die Entwicklung der Massenproduktion von den Anfängen bei Ford bis zur heutigen weltumspannenden Produktion und wagt einen originellen Ausblick auf die mögliche technisch-wirtschaftliche Zukunft.

Buchpreis
„Nürnberger Trichter"
Mehr Technik – weniger Arbeit?
Plädoyers für sozial- und umweltverträgliche Technologien
Udo Ernst Simonis (Hrsg.)
1984, Band **48**, 220 Seiten
ISBN 3-7880-9697-7

A7

Ökologie/Mittlere Technologie

Öko-Steuern
Umweltsteuern und -abgaben in der Diskussion
Hans Nutzinger/Angelika Zahrnt (Hrsg.)
1989, Band **73**, 345 Seiten
ISBN 3-7880-9776-0

Nach einem jahrelangen Schattendasein ist in den letzten Monaten bei Parteien und Verbänden sowie in der Öffentlichkeit ein reges Interesse an einer ökologischen Ausrichtung des Steuer- und Abgabensystems festzustellen. Mit diesem Buch soll die neue Unübersichtlichkeit der Diskussion geordnet werden. 18 Beiträge namhafter Wissenschaftler und Wissenschaftlerinnen gehen im Anschluß an eine ausführliche Einführung auf die Möglichkeiten des Einsatzes von Steuern in Bereichen wie Chemie, Verkehr, Abfall, Energie oder Wasser ein, sowie auf den Stand der politischen Diskussion.

Leben in der Risikogesellschaft
Der Umgang mit modernen Zivilisationsrisiken
Mario Schmidt (Hrsg.)
1989, Band **71**, 271 Seiten
ISBN 3-7880-9772-8

Der Umgang mit den Risiken unserer Industriegesellschaft, wie der Kernenergie, der chemischen Industrie oder dem Straßenverkehr, rückt immer mehr in den Brennpunkt des öffentlichen Interesses. Neben der Diskussion der Detailprobleme stellt sich dabei aber auch die Frage nach den grundsätzlichen Mechanismen der „Risikobewältigung": Wie werden Risiken ermittelt und abgeschätzt, wie werden sie bewertet, verteilt, beseitigt oder gar nur wegdefiniert? Gibt es ein akzeptables Risiko oder – wie es in der Kernenergie heißt – ein vertretbares „Restrisiko"? Naturwissenschaftler, Soziologen, Theologen, Psychologen und Politiker geben Antworten.

Wasser nutzen, verbrauchen oder verschwenden?
Neue Wege zu einem schonenden und sparsamen Umgang mit Wasser und einer naturnahen Abwasserreinigung
Gabriela Kocsis
3. Auflage 1993
Band **65**, 233 Seiten
ISBN 3-7880-7474-4

Wasser ist ein unentbehrliches und vielleicht unser wertvollstes Lebenselement. Bestrebungen, das Wasser zu schonen und einzusparen, müssen deshalb erste Priorität haben. Die Autorin stellt die Problematik der heutigen Wasserverschwendung und -verunreinigung dar und entwickelt konkrete Vorschläge für den Aufbau wassersparender Versorgungskonzepte in Haushalt, Landwirtschaft und Kommunen. Sie beschreibt ausführlich die vorhandenen naturnahen Reinigungsverfahren und die Möglichkeiten eines insgesamt schonenden Umgangs mit dem Element Wasser.

Öko-Philosophie
Entwurf für neue Lebensstrategien – Eine Übersetzung aus dem Amerikanischen
Henryk Skolimowski
1989, Band **61**, 131 Seiten
ISBN 3-7880-9765-5

Die Ursachen für die Krisen in unserer Welt liegen tiefer als nur in Managementfehlern oder mangelhafter Wissenschaft. Die hier entwickelte Philosophie des Ökologischen Humanismus beinhaltet eine fundamentale Neuorientierung der gesellschaftlichen Werte.

Wohnbiotop
Energiesparendes Studentenwohnheim – Ein ökologisches Projekt an der Universität Kaiserslautern
Heinrich Eissler/Wolf Hoffmann
1988, Band **57**, 318 Seiten
ISBN 3-7880-9740-X

Ein architektonisches Innovations-, Versuchs- und Lehrobjekt entstand an der Universität Kaiserslautern: Unter den Aspekten Solarenergienutzung, Energieeinsparung und ökologisches Planen, Entwerfen und Bauen wurde ein Studentenwohnheim als begrünte Wohnanlage in einem Glashaus errichtet.

Ganzheitliche Ingenieurausbildung
Eine Antwort auf die Technikkritik unserer Zeit
Pierre Fornallaz (Hrsg.)
1982, Band **38**, 192 Seiten
ISBN 3-7880-9667-5

A8

Ökologie/Mittlere Technologie

Small is Beautiful
Die Rückkehr zum menschlichen Maß
Ernst F. Schumacher
Eine Publikation der Stiftung Ökologie und Landbau, Bad Dürkheim
1993, Band **87**, 284 Seiten
ISBN 3-7880-9868-6

Allenthalben gerät die Ökonomie, begriffen als Methode der Ausbeutung und Expansion, an Grenzen. Der gewaltige Sprung in den wirtschaftlichen Gigantismus der letzten Jahrzehnte hat zugleich auch eine Krise erzeugt: Grenzen sind sichtbar und teilweise überschritten worden. E. F. Schumachers Buch „Small is Beautiful" gilt inzwischen als Klassiker für eine alternative Wirtschaftsweise. Es ist seit 1988 vergriffen, aber weiterhin höchst aktuell. Deshalb hat sich die Stiftung Ökologie und Landbau entschlossen, dieses Buch zu aufzulegen.

E. F. Schumacher hat Anfang der siebziger Jahre der Stiftung entscheidende Impulse für ihre Arbeit gegeben. Der deutsch-englische Ökonom und ehemalige Wirtschaftsmanager hat die Grundlagen für das Konzept der mittleren Technologien und des ökologischen Landbaus gelegt, insbesondere in Großbritannien und den Vereinigten Staaten. Er gehörte zu den bedeutendsten Kritikern der technischen Zivilisation und hat bis zu seinem Tod im Jahr 1977 das vorgelebt, was er gefordert hat: er förderte technische Alternativen und betrieb einen kleinen Öko-Bauernhof.

Die Natur ins Recht setzen
Für eine neue Gemeinschaft allen Lebens
Manuel Schneider/Andreas Karrer (Hrsg.)
1992, Band **82**, 284 Seiten
ISBN 3-7880-9852-X

Daß die natürliche Mitwelt nicht nur um des Menschen Willen, sondern auch um ihrer selbst willen zu schonen und zu schützen ist, ist ein Gedanke, dem sich immer mehr Menschen öffnen: Natur ist mehr als bloße Lebensgrundlage und Ressourcen für uns Menschen. Die Beiträge in diesem Buch entwickeln aus ethischer, juristischer, theologischer und ökonomischer Sicht Gründe und Motive für einen solchen Einstellungswandel, der die Natur in ihrem Eigenwert anerkennt. In ausgewählten Problemfeldern (Gentechnik, Landwirtschaft, Tierschutz) werden konkrete Vorschläge erarbeitet, wie die Gemeinschaft allen Lebens heute Gestalt gewinnen kann.

Ökologisch denken
Strategien mittlerer Technologie:
Schadstoffvermeidung und Gesundheitsvorsorge – erneuerbare Energien und Energiesparen – ökologische Landwirtschaft – ganzheitliche Wissenschaft – Selbstverantwortung
Karl Werner Kieffer/
Wolfhart Dürrschmidt/Immo Lünzer/
Gerhard Möller (Hrsg.)
Mit einem Vorwort von Robert Jungk
1988, Band **67**, 452 Seiten
ISBN 3-7880-9758-2

Autoverkehr 2000
Wege zu eiem ökologisch und sozial verträglichen Straßenverkehr
Helmut Holzapfel/Klaus Traube/
Otto Ullrich
3. Auflage 1992, Band **51**, 210 Seiten
ISBN 3-7880-9847-3

Ausgehend von einer Analyse der negativen Folgen des Autoverkehrs (Unfälle, Lärm, Luftbelastung, Energie- und Flächenverbrauch) wird die Geschwindigkeit als wesentlicher verursachender Faktor dieser Folgen ausgemacht. Eine Abschätzung zeigt, daß eine verschärfte und technisch unterstützte Geschwindigkeitsbegrenzung die negativen Auswirkungen der Autonutzung erheblich vermindern würde. Daß für eine ausreichende ökologische und soziale Verträglichkeit des Verkehrs jedoch auch das Volumen des motorisierten Individualverkehrs verringert werden müßte, zeigt das Schlußkapitel.

Die Erde bewahren – Dimensionen einer umfassenden Ökologie
Festschrift zum 80. Geburtstag von Karl Werner Kieffer
Immo Lünzer (Hrsg.)
1992, Band **80**, 375 Seiten
ISBN 3-7880-74558

Die Stiftung Ökologie und Landbau (vormals Georg Michael Pfaff Gedächtnisstiftung) wurde vor 30 Jahren von Karl Werner Kieffer begründet. Der vorliegende Band geht weit über den üblichen Rahmen einer Festschrift hinaus: 30 Fachleute, welche die Stiftungsaktivitäten von Karl Werner Kieffer begleitet haben, beschreiben konkrete alternative Konzepte zu den Themenbereichen Ökologie, Technik, Politik, Recht, Landbau, Ernährung und Gesundheit. A9

SÖL-Sonderausgaben

Für Theorie und Praxis

Die SÖL-Sonderausgaben erscheinen als Ergänzung zu der Zeitschrift „ÖKOLOGIE und LANDBAU".

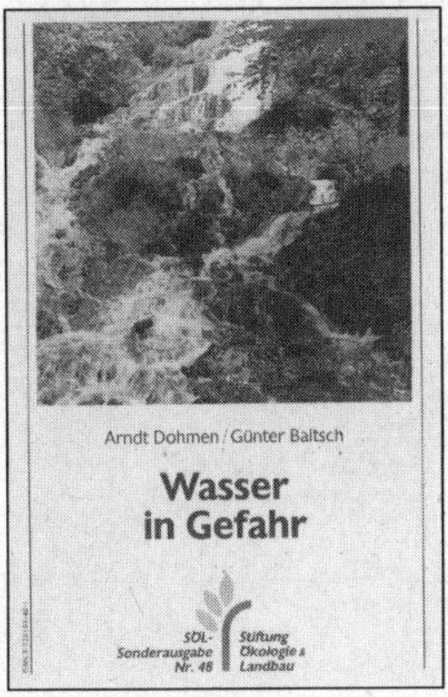

Nr.		DM/sFr
2.*	Preuschen: **Eine Anleitung zur Spatendiagnose** (6. Aufl. 1994)	5,80
6.*	**Adressenliste zum Öko-Anbau** (9. Aufl. 1993)	9,80
6a.	**Diskettenversion**	30,–
7.	**Literaturliste** (Sommer 1995)	kostenlos

Hefte 8–13 zur Umstellung auf Öko-Landbau von Preuschen/Bernath/Hampl (zum Vorzugspreis 24,80 (statt 28,80 DM):

Nr.		DM/sFr
8.*	(I/1.) **Der Aufbau der Bodengesundheit** (5. Aufl. 1992)	4,80
9.*	(I/2.) **Gründüngung – Fruchtfolgen** (4. Aufl. 1991)	4,80
10.*	(I/3.) **Bodenschonende Mechanisierung** (3. Aufl. 1989)	4,80
11.*	(I/4.) **Düngung** (4. Aufl. 1995)	4,80
12.*	(I/5.) **Futterbau** (3. Aufl. 1990)	4,80
13.*	(II.) **Tierhaltung** (2. Aufl. 1990)	4,80
16.*	**Basisrichtlinien der IFOAM** (10. Aufl. 1995)	9,80
17.	**Rahmenrichtlinien zum ökologischen Landbau** (14. Aufl. Sommer 1995)	6,80
18.*	**Bodengesundungskonzept** der SÖL (3. Aufl. 1989)	4,80

Nr.		DM/sFr
19.*	**Medienhandbuch Öko-Landbau** (5. Aufl. 1992)	9,80
20.	**Öko-Landbau – ca. 160 Folienvorlagen** DIN A4 (13. Aufl. 1994)	27,80
22.*	Preuschen: **Die landwirtschaftliche Nutzung von Wassereinzugsgebieten** (2. Aufl. 1988)	4,80
23.*	J. v. Liebig: **Naturgesetze im Landbau** (4. Aufl. 1995)	5,80
25.*	Kallenbach: **Vollwert-Ernährung und Öko-Landbau** (3. Aufl. 1991)	6,80
26.	**Einkaufen direkt beim Biobauern** (6. Aufl. 1995)	14,80

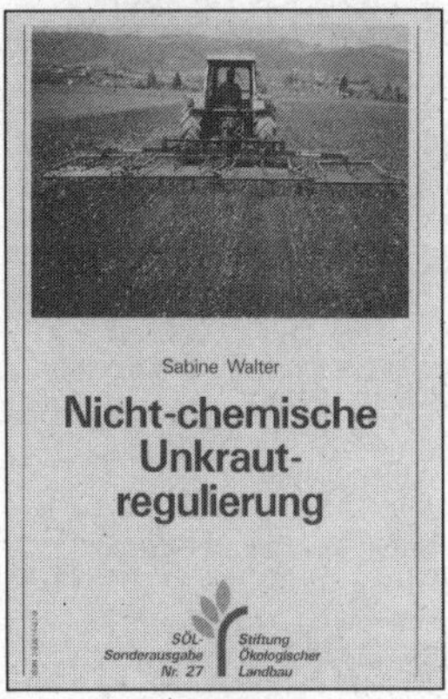

Nr.		DM/sFr
27.*	Walter: **Nichtchemische Unkrautregulierung** (2. Aufl. 1995)	13,80
28.*	Vogtmann: **Ökologischer Gartenbau** (1990)	12,80
29.	Hampl et al.: **Umstellung auf ökologischen Weinbau** (Anfang 1995)	14,80
31.*	BÖW/SÖL: **Aktuelle Beiträge zum ökologischen Weinbau** (1990)	16,80

SÖL-Sonderausgaben

Nr. — DM/sFr

32.* Weber/Balzer: **Pestizide besonders gefährlich für Kinder** (1992) — 7,80

33.* Preuschen/Hampl: **Ökologisches Grundwissen** (1991) — 4,80

34. Hämmerle: **Ackerschlagkartei** (DIN A4) (2. Aufl. 1992) — 5,80

36.* Preuschen: **Mensch und Natur** (1991) — 16,80

37.* Hampl: **Bodengesundung** (1991) — 5,80

38.* **Das Vermächtnis von Schultz-Lupitz** (1992) — 7,80

39. AGÖL/BNN: **Rahmenrichtlinien Verarbeitung** (1992) — (vergr.)

40. **Ferien auf dem Ökohof** (Adressen) — 7,80

41. Geier/Vogtmann: **Der biologische Möhrenanbau** (2. Aufl. 1991) — 5,80

42.* Zerger (Hrsg.): **Forschung im ökologischen Landbau** (1993) — 29,80

43. Hirn et al.: **Die EG-Bio-Verordnung – Diskussionsbeiträge** (1993) — 7,80

44. Hermanowski: **Ökologische Landwirtschaft und Großverbraucher** (1993) — 6,80

45. **EG-Bio-Verordnung** (Texte) — 19,80

46. Schaumann: **Der Landwirtschaftskurs von Rudolf Steiner** (Sommer 1995) — ca. 9,80

47. Zehr/Zerger: **Bioplan (EDV-Programm und Handbuch)** (1993) — 149,–

48.* Dohmen: **Wasser in Gefahr** (1994) — 11,80

49. Hermanowski: **Arbeit mit Behinderten in der Landwirtschaft** (1994) — 7,80

50. SÖL: **Leben aus gesunder Erde** (Sommer 1995) — kostenlos

53.* **Kompostierung – die technischen Aspekte** (1991) — 4,80

54.* **Technik der artgerechten Tierhaltung** (1991) — 12,80

55.* **Energie auf dem Bauernhof** (1992) — 15,80

56.* **Bodenbearbeitung und Beikrautregulierung** (vormals Nr. 51 und 52) (1995) — 5,80

Nr. — DM/sFr

57. Freyer et al. (Hrsg.): **Betriebswirtschaftliche Aspekte im biologischen/ökologischen Landbau** (April 1995) — 29,80

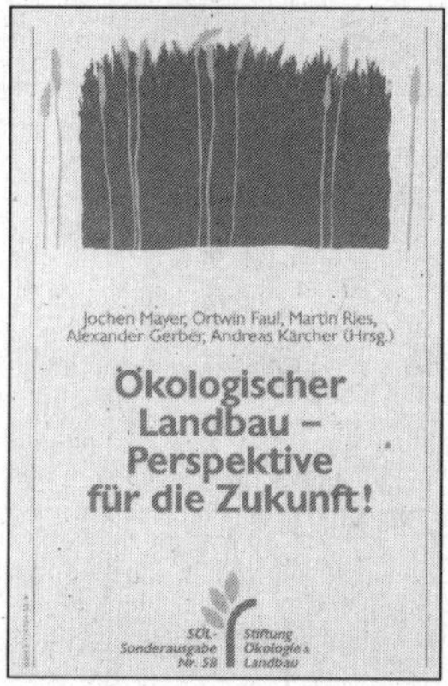

58.* **Ökologischer Landbau – Perspektiven für die Zukunft** (1994) — 24,80

61. Hoffmann: **Lebensmittelqualität und ökologischer Landbau** (Oktober 1995) — ca. 7,80

62. Preuschen: **Kleine Weltgeschichte** (Oktober 1995) — ca. 9,80

Alle mit * bezeichneten Hefte zusammen zum Vorzugspreis (222,– statt 283,20) — 222,–

Versand: — Stand: 1. 6. 1995

DEUKALION

Fachverlag für Landwirtschaft und Ökologie

Postfach 11 13 — Fon (0 41 03) 9 75 45
D-25488 Holm — Fax (0 41 03) 9 75 07

Leben aus gesunder Erde

Stiftung Ökologie & Landbau

Bestellschein

Bitte in einem (Fenster-)Umschlag
– oder per Fax (0 41 03) 9 75 07
[Tel. (0 41 03) 9 75 45] –
(Absender deutlich schreiben) an:

– Antwort –

DEUKALION
Fachverlag für Landwirtschaft und Ökologie

Postfach 11 13

D-25488 Holm/Holstein

Bestellung

Stck.	Nr.	(Stand 1. 6. 1995)	DM/sFr
....	2.*	Preuschen: Eine Anleitung zur Spatendiagnose	5,80
....	6.*	Adressenliste zum Öko-Anbau	9,80
....	6a.	Diskettenversion	30,00
....	7.	Literaturliste (Sommer 1995)	kostenlos
		Hefte zur Umstellung auf ökologischen Landbau von Preuschen/Bernath/Hampl:	
....		Hefte 8 bis 13 zusammen zum Vorzugspreis (24,80 statt 28,80)	24,80
....	8.*	(I/1.) Der Aufbau der Bodengesundheit	4,80
....	9.*	(I/2.) Gründüngung – Fruchtfolgen	4,80
....	10.*	(I/3.) Bodenschonende Mechanisierung	4,80
....	11.*	(I/4.) Düngung	4,80
....	12.*	(I/5.) Futterbau	4,80
....	13.*	(II.) Tierhaltung	4,80
....	16.*	Basisrichtlinien der IFOAM	9,80
....	17.	Rahmenrichtlinien zum ökologischen Landbau (Sommer 1995)	6,80
....	18.*	Bodengesundungskonzept der SÖL	4,80
....	19.*	Medienhandbuch Öko-Landbau	9,80
....	20.	Öko-Landbau – ca. 160 Folienvorlagen DIN A4	27,80
....	22.*	Preuschen: Die landwirtschaftliche Nutzung von Wassereinzugsgebieten	4,80
....	23.*	J. v. Liebig: Naturgesetze im Landbau	5,80
....	25.*	Kallenbach: Vollwert-Ernährung und Öko-Landbau	6,80
....	26.	Einkaufen direkt beim Biobauern	14,80
....	27.*	Walter: Nichtchemische Unkrautregulierung	13,80
....	28.*	Vogtmann: Ökologischer Gartenbau	12,80
....	29.	Umstellung auf ökologischen Weinbau (Anfang 1995)	14,80
....	31.*	Aktuelle Beiträge zum ökologischen Weinbau	16,80
....	32.*	Pestizide besonders gefährlich für Kinder	7,80
....	33.*	Preuschen/Hampl: Ökologisches Grundwissen	4,80
Zwischensummme			....

Stck.	Nr.		DM/sFr.
Übertrag			....
....	34.	Hämmerle: Ackerschlagkartei (DIN A4)	5,80
....	36.*	Preuschen: Mensch und Natur	16,80
....	37.*	Hampl: Bodengesundung	5,80
....	38.*	Das Vermächtnis von Schultz-Lupitz	7,80
....	40.	Ferien auf dem Ökohof (Adressen)	7,80
....	41.	Geier/Vogtmann: Der biologische Möhrenanbau	5,80
....	42.	Zerger (Hrsg.): Forschung im ökologischen Landbau	29,80
....	43.	Hirn et al.: Die EG-Bio-Verordnung – Diskussionsbeiträge	7,80
....	44.	Ökologische Landwirtschaft und Großverbraucher	6,80
....	45.	EG-Bio-Verordnung (Texte)	19,80
....	47.	Zehr/Zerger: Bioplan (EDV-Programm und Handbuch)	149,–
....	48.*	Dohmen: Wasser in Gefahr	11,80
....	49.	Arbeit mit Behinderten in der Landwirtschaft	7,80
....	50.	SÖL: Leben aus gesunder Erde (Sommer 1995)	kostenlos
....	53.*	Kompostierung – die technischen Aspekte	4,80
....	54.*	Technik der artgerechten Tierhaltung	12,80
....	55.*	Energie auf dem Bauernhof	15,80
....	56.	Bodenbearbeitung und Beikrautregulierung (vormals Nr. 51 und 52) (1996)	5,80
....	57.	Betriebswirtschaftliche Aspekte im biologischen Landbau	29,80
....	58.*	Ökologischer Landbau – Perspektiven für die Zukunft	24,80
....	61.	Hoffmann: Lebensmittelqualität und Ökologischer Landbau (Oktober 1995)	ca. 7,80
....	62.	Preuschen: Kleine Weltgeschichte (Oktober 1995)	ca. 9,80
....		Alle mit * bezeichneten Hefte zusammen zum Vorzugspreis (222,– statt 281,40)	222,–
Gesamtsumme			....

Bestellschein für SÖL-Publikationen

☐ Ich abonniere die vierteljährlich erscheinende Zeitschrift „ÖKOLOGIE und LANDBAU". Jahresabonnement 30,– DM. Für diejenigen, die kein Einkommen haben (mit Nachweis) 20,– DM. Alle Preise inkl. Versandgebühren und 7% MwSt. (außereuropäisches Ausland zuzüglich 6,– DM für Luftpost).

☐ Liefern Sie bitte ab:

☐ I. Quartal ☐ 2. Q. ☐ 3. Q. ☐ 4. Q.

199 ....

☐ Ich bitte um ein kostenloses Probeheft
(bitte 2,– DM Versandgebühren in Briefmarken beilegen):

☐ „ÖKOLOGIE UND LANDBAU" ☐ „ECOLOGY AND FARMING"

☐ Ich bestelle folgende Bücher/zurückliegende Hefte von „ÖKOLOGIE UND LANDBAU":

....

....

....

....

....

☐ Ich bestelle SÖL-Sonderausgaben (wie umseitig angekreuzt)

Name ....

Beruf/Telefon ....

Straße ....

PLZ/Ort/Land ....

☐ Schicken Sie bitte (auch) an die folgende Anschrift:

☐ ein kostenloses Probeheft ☐ ein Geschenkabo

Name ....

Straße ....

PLZ/Ort/Land ....

Datum .... Unterschrift ....